U0003882

CARE
Good Care ,
Good Living

CARE
Good Care ,
Good Living

CARE

Good Care ,
Good Living

CARE
Good Care ,
Good Living

CARE
Good Care ,
Good Living

care 24
簡文仁出招‧3C痠痛症候群投降

作　　者：簡文仁
插　　畫：小瓶仔
責任編輯：劉鈴慧
美術設計：何萍萍
法律顧問：全理法律事務所董安丹律師
出 版 者：大塊文化出版股份有限公司
　　　　　台北市10550南京東路四段25號11樓
　　　　　www.locuspublishing.com
讀者服務專線：0800-006689
TEL：(02) 87123898　FAX：(02) 87123897
郵撥帳號：18955675
戶　　名：大塊文化出版股份有限公司
版權所有　翻印必究

總 經 銷 大和書報圖書股份有限公司
地　　址：新北市新莊區五股工業區五工五路2號
　　　　　TEL：(02) 89902588 (代表號)　FAX：(02) 22901658
製　　版：瑞豐實業股份有限公司
初版一刷：2013年1月
定　　價：新台幣350元
ISBN：978-986-213-413-9
Printed in Taiwan

簡文仁出招
3C痠痛症候群投降

作者：簡文仁

目錄

序

醫療要深入學海
也要親近人海

楊泮池 / 台大醫學院　院長

　　從事醫學教育多年，浩瀚學海，似無止境。每年都有最優秀的學子進入台大，想要登堂入奧，鑽之研之，將台灣的醫療水準一再提升，爲眾生袪病離苦。

　　重大傷病、難解之疾，需要最先進的醫療理論與藥品儀器來治療、解決。但面對一般的筋骨痠痛、功能失調，不一定是要到處訪求名醫，更重要的是隨時面對自己，養成健康的生活習慣。

　　簡文仁治療師，是本院物理治療學系的傑出系友，常年在各種媒體上推廣健康的生活，尤其是他的運動更是一絕，運動做復健、運動治痠痛、運動保健康等，用好記的口訣，吸引民眾做運動，把運動的效益充分發揮。

　　最近他有感於現代人對 3C 產品的依賴日深、使用過度，造成一些健康上的問題。因此，提出一些呼籲與建

議，並展現他的特色，示範一些簡單的運動，讓大家在工作之時、休閒之餘，也能兼顧運動，達到隨時隨地、快快樂樂做運動。不致讓筋骨痠痛、功能失調這些不適與煩惱，干擾了生活品質。

　　醫療要深入學海努力研究，精進治療的學識與技能；但也要親近人海用心衛教，宣導健康的常識與做法。簡治療師的作為就符合後者，這本書提供了不錯的參考，希望大家都能從中獲益，一起向全民健康邁進，享受健康的生活。

拯救科技生活下的「新病人」

詹宏志／網路家庭 董事長

打開簡文仁物理治療師的新書，讀起來就發現這是一本寫給我的書……

因為我就是那種不知健康生活為何物的老宅男，進了辦公室就宅在辦公室，回到住家就宅在家，要我出門去做個運動簡直要我的命；每當有朋友問我平日做什麼運動，我的回答是：「我看 NBA 和大聯盟棒球。」

簡治療師在書中舉的例子，大部分都是資訊科技時代「飽受 3C 折磨的身體」，這當然也是擊中我的要害，3C 不僅是我目前生活上的風險，它根本就是我的「職業傷害」（不知道我的職業的讀者，可上 www.pchome.com.tw 一窺究竟）。當簡治療師提到一般人拿著手機或平板電腦，誤信它的「輕薄短小」，以為它不構成負擔，因此懸空用手指滑來按去，事實上，這樣的動作使手指、手臂、手

腕、手肘都承受極大負擔，會帶來各種傷害。

　　我當然不是這本書的唯一對象，我這種對象只是「3C文明病」眾多患者的一個代表。簡治療師顯然對現代社會的諸多苦難有著救苦救難的佛心，願意以物理治療醫學的觀點，專心寫一本「科技應用行為」下的保健叮嚀，書中有諸多提醒，更有實際的行動指導（也就是書中不斷出現的「請跟我這樣做」段落）。

　　我可以想像這樣的專書，可以拯救多少科技生活之下的「新病人」，事實上書中不只苦口婆心，提醒身在科技生活的現代人注意這些「便利」的代價，更可貴的是，那些提供的「小動作」所需空間時間極小，有很容易的實踐條件，甚至不用脫「宅」而行（雖然這不是簡治療師的原意），這幾乎是了解「阿宅們」的救星。

　　但有時候我寧願想像簡治療師'寫的，是專給我一人的「專書」，因為我們有獨特的因緣。70年代初，我們同在一所大學求學，住在學校宿舍同一間寢室，當時的簡文仁是大學二年級的醫學院學生。在那個尚無病痛、煩惱的青春歲月裡，我在寢室裡看到一位醫學院學生的紀律與勤勞；他幾乎沒有嬉遊和休憩可言，每天下課後，吃完晚飯

洗好澡，他就開始讀書和看顯微鏡下的玻璃檢體，直到半夜息燈為止，不曾一日間斷。我唯一能和他聊天的時間，是在他洗完澡開始讀書之前的幾分鐘，那時候他神情輕鬆，精神愉快，享受那短暫的鬆弛。即使離開學校已經快四十年，他那種用功的身影還常在我腦中。

再看到他的消息，他已經成為復健治療的名師了。為什麼不是？我當然從年輕時就知道（相信）他一定會成為最成功、最善良的名師。這本書，我又看到他誠懇的態度和憨厚的笑容，我也覺得他一定記得我們這些室友，他會為我們一一考量，寫出一本又一本普渡眾生的大眾醫書來。

年輕未必就是本錢

簡文仁／自序

　　進入到復健科服務，很快已經過了三十多個年頭了，在早年，復健科的確是在幫老年人做服務，從中風、老、衰，到神經退化等為主。

　　但漸漸各種筋骨痠痛的病人都來了，因為對生活品質的要求提高，不再認命的忍受痠痠痛痛的困擾，希望能透過醫療照護得到紓解。尤其是最近幾年來，求診的人不但越來越多，而且越來越年輕，合理推測，應該和日益普及的3C產品有關。

　　工作型態改變、休閒娛樂方式改變，「低頭、近看」多了、「抬頭、遠眺」少了，被漠視的健康問題一一浮現，實在令人憂心。年輕就是本錢沒錯，但也要珍惜善用，肆無忌憚揮霍耗損，日後面對苦果的，還是自己！

　　很多人飽受痠痛之苦，四處求訪名醫妙方，但不論是

中西醫、各種民俗療法，只能獲得短暫紓解，治標不治本；因爲眞正的問題癥結，還是要「解鈴仍需繫鈴人」——在個人自己。

依多年觀察分析，痠痛由來在於姿勢不對、用力不當、肌力不足、久滯不動、勞勞不休。而現在的3C重度依賴使用者，偏就深陷其中又不自知。造成這些痠痛不舒服的「因」，唯有自己最清楚。若自己還無心加以預防、避免，請別一直報怨：「不就是痠痛嘛，怎麼老是治不好？」已經被痠痛纏上身的朋友，除了看醫師接受治療外，「放鬆、按摩、伸展、強化」八字訣，要靠當事人自己身體力行，才能根除惱人的痠痛問題。

嚴格來說，3C所造成的健康問題還很廣泛，單就重度依賴使用，就牽涉到用眼過度、呼吸不暢、消化不良、循環不通、筋骨不靈。大塊文化的CARE書系，也關心到這問題的嚴重性，和我相談後，希望能應「時勢所趨」爲大家提供一些有實證醫學根據的治療方式，不只要有效，還要簡便、好記、易學、安全與通俗。

以資深物理治療師立場，我就近年臨床觀察所見，針對3C族群，設定隨時、隨地、隨興都能對筋骨肌肉有所

紓解的「小動作操」，不論年齡大小，只要坐在椅子上，打電腦也好、開會、看電視、甚至搭乘長途交通工具，都能讓讀者朋友深受其益。

說到 3C 產品，少不了有眾所疑慮的電磁波問題，電磁波是物理學的內容之一，物理治療也一樣用得到，我試著以大家所關注的問題點，提出淺顯易懂的說明，希望讓大家因多些了解而少些恐慌。

為避免「阿伯本尊」親自上陣不夠養眼，特別請插畫家小瓶仔出馬，用生動活潑的筆調，來畫出書中所有的動作操。而隨書附贈的「一套四式進階健康操」，是我特別為不運動、或少運動的朋友設計的。

「一套四式進階健康操」，有著被很多朋友所忽略的運動重要的觀念：漸進量力！所以我從入門、中級、高級一步步慢慢來，基本的四式口訣不變，動作慢慢進階，這一套操做熟練了，深信能讓大家的肌力、柔軟度、平衡感、心肺有氧功能，都能感受到不一樣的進步。

3C 介入我們的日常生活勢不可擋，希望這本書，對 3C 已成為生活中不可或缺的大家，有所幫助。

祝福大家，健康如意！

第一章

違背人體工學的輕薄短小

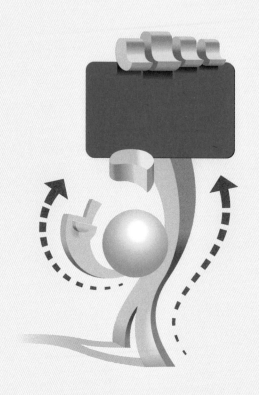

談到人體工學，是指在做動作姿勢的時候，能和解剖學的人體生理構造，儘量能夠舒適吻合，讓身體結構減少負擔或者傷害，這便是我們所謂「符合人體工學」的設計。

　　但是眼下各種 3C（Computer、Communication、Consumer Electronic）產品趨勢，越做越講究「輕薄短小」，從使用角度來講，基本上不用負擔太多產品的重量固然是好，但若以人體工學角度來看，未必！

科技未必始於人性

　　3C 的原創，該是讓生活更簡便，但是科技把它複雜化，像手機，早已經不單純只找人就好了，新的雲端技術不斷往上加，沒多久馬上新機汰換舊機種，越來越複雜的功能，真的是一樣也不能少嗎？每一項都是日常生活中的不可或缺嗎？

　　日新月異的科技產品，讓原本人人都一樣擁有的 24 小時，開始有差別性出來。因為有些人，藉由善用 3C 高科技產品，用金錢買時間；一樣一天 24 小時，他可以同時同步做好幾件事情，這樣的省時省事省力氣，照理說，生活品質是不是該更從容悠閒些？對健康來說，能減少操勞過度，是不是該更愜意些？

　　根據兒童福利聯盟所公布的「2012 年兒童使用 3C

產品現況調查報告」：有 67.6% 兒童多在 6 歲以前就接觸 3C 產品，而有 60.6% 家長坦承，爲圖一時方便，曾以 3C 產品「擔任保母」來安撫孩子。

不論大人小孩青少年，一旦迷戀 3C 成癮，所導致的丟工作、蹺課失學、夫妻親子衝突、人際關係疏離、封閉⋯⋯時有所聞，至於傷害身體健康，很多朋友不也都在「明知故犯」？每每在門診看到因過度使用 3C 產品，引發痠痛病人的年齡層下降，老實說，我很感慨！

「役物」或是「為物所役」

記得，在高科技產品不這麼充斥在生活中的年代，到野外去郊遊或出國旅行，我們用眼睛看大自然湖光山色，用耳朵聽鳥叫蟲鳴，用放輕鬆的心情，去享受不同季節或時空的風光，這般的閒情逸致，是健康能量的轉圜與補充。但現在，旅遊的同時，多少人習慣性的耳機隨時掛著、相機「喀嚓喀嚓」不停的記錄到此一遊，或忙著指揮錄影動線，甚至在山間水湄，扯著嗓門喊：「你說什麼？

我這邊收訊不好，你大聲點，重說一遍……」

　　有人手機若清靜個一兩小時，便開始坐立難安，懷疑是不是手機壞了？非職業必須，卻有太多人，特別是年輕孩子們，天天24小時，不管是上課讀書、寫功課、吃飯睡覺統統不關機，深怕萬一漏接了哪通誰打來的電話。多少人因為3C的綑綁，把自己搞得緊張兮兮，壓力大到難有片刻喘息。林林總總的這些，是不是覺得真有些違反人性了？

　　科技跟人性的衝突點是「喧賓奪主」，沒有手機，出國度假，是天高皇帝遠的徹底休息；可是現在國際漫遊，天涯海角幾乎都能「逮」得到人，除非關機，否則變成時時刻刻，幾乎都處在備戰狀況下的神經緊張，於是各式各樣奇奇怪怪的壓力症候群都冒出來了。

懸空為痠痛之本

　　因為輕薄短小，拿手機或平板電腦的手、加上一直在按來點去、滑不停的手指，都是懸空的，這一懸空，手腕、手肘、肩膀都會出問題！因為沒有支撐，所以變成肌肉要用更多的力量，承受更多的負荷，簡訊指、扳機指、網球肘，就會不請自來；這還只是上肢的部分。

　　低頭族一直往下瞧，可憐了脖子受虐，我們這顆頭到底多重？眾說紛紜，雖然有人的頭大一點或小一點，但是一般以成年人來講，是三到五公斤跑不掉，不是有句台灣俗話說：「一粒頭殼九斤重。」九台斤，就九六五十四，換算出來也有 5.4 公斤，低頭族的這個姿勢，長時間下來頸部的負擔就會很大，而且不只是拉到頸部的肌肉，連肩頸部的肌肉都會傷到。

　　軀幹的部分也是一樣，不難看到重度的 3C 使用者，為調整痠麻的不舒服，會用各種奇奇怪怪的姿勢窩著堅此百忍。這一窩著，就不是只有肩頸而已，包括胸廓都被連

坐害到；我們一直鼓勵大家平常要多做做擴胸運動，這樣呼吸也比較順暢。可是一直窩著，我們肋骨、胸骨，一直被悶著，不但呼吸不順暢，當然也會影響到心肺功能。

腰椎也是一樣，如果坐的姿勢不好，不腰痠背痛才奇怪，我常提醒病人：「坐姿最起碼要做到腳有踏，背有靠，這是基本的四平八穩要求。」

如果老是習慣蹺二郎腿，骨盆歪一邊，這個骨盆一歪，腰椎負擔就變大，所以連帶骨盆、腰椎都會一起出問題。關節何嘗不是，關節遭殃，肌肉也好不到哪去，循環也會受影響，壓迫到神經跟血液循環，會引起很不舒服的麻痺，造成被扭曲的軟組織，跟著痠痛難免。

有時候在捷運裡面看到，把筆記型電腦放在膝蓋上面使用，低頭外，手肘完全懸空，手臂都沒有支撐，筆電的輻射，剛好在生殖器的部位，那個那個是很敏感的部位，一樣是電磁波，身上越敏感的細胞，如生殖細胞、胚胎細胞，受到傷害的機會越大，這是一個非常錯誤的動作。

看似方便的不方便

　　科技日新月異，很多事情越來越方便，但人心總求還要更方便，有時間還要「搶時間」做更多的事，這樣一來，成天像陀螺似的轉呀轉的，對人的體能、精神、健康，不會耗損更多嗎？生活品質會更好嗎？

　　在沒有洗衣機的年代，洗一家人衣服是耗時費力的麻煩事，洗衣機的發明，是家庭主婦莫大的好幫手，那麼在把髒衣服丟進洗衣機，按下清洗鍵之後，等待的時間，婆婆媽媽們，是得到比較多的休息時間？還是忙碌更多的事情？

　　說到洗衣機，許多機種在設計上並不符合人體工學，像洗衣槽為了多放容量而加深，當彎腰去拿洗好的衣服時，一不小心，就容易造成筋骨的傷害。也曾有新聞報

導，玩捉迷藏的小小孩，躲進洗衣槽卻爬不出來，導致意
外事件發生。

 ## 任何姿勢重點是穩住近端

「穩住近端」的意思，是我們在做一個動作的時候，
腰部是我們人體的重心、核心，一定要將軀幹穩住，尤其
是脊椎，腰腹是重心中的重心，脊椎理論上是我們身體的
一個支柱大樑。大樑裡面的腰腹又是重心中的重心，要先
穩住這個重要核心部位，然後力量從脊椎往上到肩膀、手
肘、手腕、手指一路平穩傳遞；下行則由髖關節（骨盆）、
膝蓋、一路下來到腳踝、腳趾頭，等於從中軸延伸出全身
上下的平穩度來。

我所謂的近端，就是說你動哪裡，要前面近端的關節
一定要穩住，要是身體不穩，手當然就不穩！所以你可以
自我體會：身體穩了之後，肩膀才能夠做比較精確的控
制，肩膀要穩，手肘才好精確的控制，等於一個一個點、
一節一節的延伸出去，要很穩紮穩打，我們在做很多動作

的時候，這講求「平穩」的精神一定要；這也就是生物力學的精神。

人要先保持好平穩，肌肉才能有效率的輸送能量，才不容易造成過多的負擔，也比較不容易受到傷害。同樣的道理，使用電腦，應該要先把身體坐穩了以後，再開使繼續有所動作。

舉個簡單例子，很多人打字的時候，要是身體沒坐穩的話，手指近端手腕也好、手肘也好，就不穩了，不穩的話，身體就得用很多額外的力氣來支撐手指打字。你若不信也可試試，在使用電腦時，手肘要是懸空的話，肩膀就不穩；如果手肘擱好，肩膀就可以放鬆，這是很簡單就可以身體力行，去感受到舒適與否的差異。

如果工作需要，得長時間和電腦打交道，建議選擇一把符合人體工學的椅子很重要，除了材質要透氣、好清理，可以依照「頭有枕、肘有撐、背有靠、腳有踏」的原則來做選擇，便能讓全身肌肉在比較放鬆的狀態下，久坐之後比較不會筋疲力盡。

頭有枕、肘有撐、背有靠、腳有踏

● 頭有枕

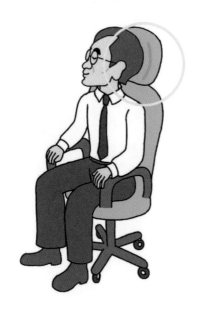

　　如果座椅能有頭枕最好，因為頭有枕的話，脖子就可以放鬆，頭要是懸空的，脖子就不太能夠放鬆。

● 肘有撐

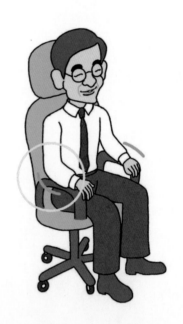

　　在打電腦或做事情的時候，座椅有扶手，或是前臂能平放桌面，讓手肘有支撐，肩膀就可以放鬆，要是手肘懸空，肩膀就要用力硬撐在那裡。

● 背有靠

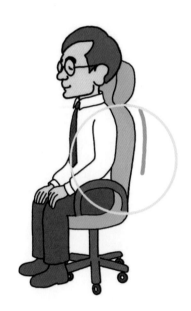

　　坐著時，椅子有背靠，或貼近椅背，能有托住腰椎的自然弧度，讓腰椎得到支撐不懸空，腹部腰部肌肉就可以比較放鬆。

● 腳有踏

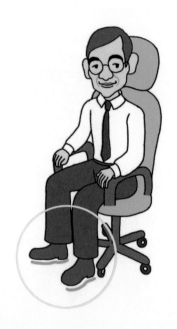

　　腳能平踏地面上,或有小凳子可以墊腳,大腿就不會有壓迫感,對骨盆來說也比較好。

　　看,在這樣四平八穩的狀態之下,全身的肌肉、骨骼系統,可以處在較放鬆與安穩的狀態下,不會額外使力去支撐被懸空了的肢體部位。

生活基本「需要」不多，是「想要」的多

　　人性求好還要更好，我常在思索：為了追求更多享受、賺更多錢，或許真滿足了想要的欲求，但這樣的人生就算「贏」了嗎？過生活基本上的「需要」其實不多，是「想要」的比較多，有時候想想，若能過簡樸生活，有很多 3C 的高科技產品，未必會因依賴太過，而養成生活習慣中不可或缺的一環。我現在感受很深就是：「人生真的不用那麼汲汲營營，每天就是不停的衝刺；搶時間拚命的賺、賺、賺。」除非你樂在其中，能夠從容應付。

　　以目前景氣來說，一般上班族大概是月賺三五萬，年輕人兩三萬，的確是「萬萬皆辛苦」。多少經濟犯罪或貪污，動輒「億來億去」，萬跟億是相差萬倍，差萬倍耶！問題是睡覺的時候，需要睡比躺下來面積大上一萬倍的空間嗎？再怎麼會吃能喝，也不可能吃喝出比人家多一萬倍的食量，穿不也如此？那多出來的萬倍，意義大嗎？

　　過度迷戀和黏著 3C 產品，我在門診看到飽受痠痛困

擾的年齡層，快速一直往下掉，越來越年輕。常有病人好
奇反問我對 3C 的看法？我的態度是：我不排斥，該要用
的時候還是會用，因為它已成生活中人際互動的一種趨
勢，但是我依然覺得，3C 這類商品，對使用者來說，是
需要、實用性為先？還是沉迷其中、不斷更新、追求時尚
潮流為先？

　　很多朋友或病人問：「你為什麼不開部落格？沒有臉
書？也不上撲浪？經營這些網路互動很有意思，又可以累
積粉絲團，很好啊！」我的確都沒有，因為我覺得現在生
活幾乎已忙碌到令人緊張，3C 產品對我來說，適可而
止，生活還是單純些比較好。

　　到目前為止，有人要找我討論溝通事情，我會請他們
用 E-mail 就好，至於其他上網搜尋資料、看新聞、看電
子書、用 Skype 視訊聊天……對我都不是很需要，更別
提上網打打休閒麻將、看看影片等，我把那些時間省下
來，做做運動、到郊外走走，被3C綁住的機會就不多了。

這些奇怪的練功姿勢

　　姿勢跟動作，是不一樣的兩回事，一般姿勢是指靜態，動作是動態的。

　　所以對人體來講，有時候我會用儀態來概括，我們通常說一個人要有好的儀態，就是坐有坐相、站有站相，舉止優雅，動靜間讓人覺得，看起來很舒服、很順眼，就是儀態好，特別是女性朋友，當儀態萬千時，到哪都吸睛。

　　我常說：「動靜間要均衡。」該動的時候肌肉要有力，關節要靈活，該靜該放鬆的時候，要能夠放鬆，不會緊繃住，但也不是整天無所事事攤在那裡放鬆，這樣也不好。而是指你的肌肉收縮放鬆要均衡，血液循環才會比較好。血液循環需要肌肉收縮有壓迫，幫助回流就是這道理。

　　如果留意一下，應該也不難發現身邊 3C 重度使用的
親友，練武功似的，常有各種莫名其妙姿勢跑出來，歪
斜、扭曲肢體外，有時為了改變「積勞成疾」的痠麻，會
把自己用非常奇怪的姿勢，或掛、或癱、或趴的硬撐在那
裡，在門診，真的看到有年輕病人，痛到脖子不能彎、頭
無法轉，像機器人一樣，頭和身體必須「行動一致」，才
能看左看右。

　　要使用電腦，為了筋骨健康著想，起碼總該坐到桌
前，注意燈光照明、保持一定的距離與坐姿。真的少有人
一開電腦做事後，會乖乖每幾十分鐘起身走動或讓視線離
開螢幕一會兒去休息的。可是現下不管是手機、平板電
腦、閱讀流覽器，功能越多元化，越輕便好攜帶，出門上
街走路、等車、坐車，無處不可以用，隨便往哪一靠一
窩，都能使用到不知身在何處。

　　當習慣無所不在的使用這些東西時，人就得去遷就環
境，要遷就環境，就無法善待身體，然後觸目所及，看到
有人渾然忘我，手指滑來點去，埋頭苦幹，或是蹺腳，或
是縮身窩在角落，忙到不知今夕何夕。我自己就親身碰
過，車剛出車庫的車道，停車待轉彎，就看到一位邊騎腳

踏車邊看手機的低頭族，毫無煞車的撞上來。

 ## 臣服在 3C 前的阿宅們

別老是宅在 3C 前，是我一心想要規勸這些年輕朋友的「拜託」！不論你是出自工作需要，或是執著上癮也好，畢竟 3C 的確被證實，對健康是有負面的相關影響。

「可不可以每天試著，一兩小時完全離開這些 3C ？」

有時我真搞不懂，明明都已對健康造成威脅與傷害了，為什麼還沉溺其中難以自拔？阿宅們可以慢慢一點、一點抽離出來，哪怕就一兩個鐘頭，生活裡還有很多事可做、要做的，或者選擇什麼都不做的放空自己，讓全身筋骨肌肉放輕鬆休息一下。

阿宅們當然也可以我行我素過日子，但問題是，如果已經影響到健康，就會影響到生活品質，假設你一輩子都宅，有辦法能宅得很健康，so what ？問題結果並不是啊，宅了三五年、十年八年，後續接踵而來的新陳代謝疾病、心血管疾病、癌症……一大堆疾病都冒出來了。所以

難以自拔的「上癮」問題，對健康是極不友善的殺傷於無形。

對 3C 基本的態度，不是排斥它、不要用它、抵制它，或者是說面對它，每幾十分鐘就要起身離開一下，這對使用者來說幾乎是「哪有可能」的做不到。「每隔幾十分鐘要起來一下。」這種話，我也覺得不實用，我們應該要做的，是提供一些實用的意見給大家參考。

在很多場合我都在推「簡單的生活」，手機也好平板電腦也罷，年年一直在推新機、換新機。基本上我覺得，既然 3C 是工具的一種類別，能用好使便行了，某些最新的特殊功能，並非常用得到的，或是你所在的環境配備跟不上、沒有相關配套裝置，或是手邊事事項項，都非急迫到得當下解決不可，那麼為什麼要把自己的日子搞得「急急如律令」？

我不太贊成這樣過生活，我同意「工欲善其事，必先利其器」，請別忘記，3C 是讓人的生活更便捷，更有品質的享受人生，而不是「綑綁」你的身心靈，事事樣樣以 3C 為依歸，一日無 3C，便不知人生是何滋味？

很多朋友們成天跟 3C 形影不離，連出門、甚至上廁

所也長相左右。熬久了這裡痠那裡痛，剛開始也許貼貼治痠痛的貼布、或噴一噴痠痛噴劑能暫得舒緩，但終究會找上痠痛相關門診求醫。

　　重點是這些年輕人、甚至是中壯年的上班族，在一邊接受痠痛復健治療的同時，邊「孜孜不倦」利用另一隻手，繼續埋頭苦幹。年輕或許可以讓痠痛有較明顯的改善，一不痠不痛了，就故態復萌、又我行我素，然後回頭抱怨醫師：「不就是個痠痛症狀，怎麼會老是拖著治不好？」

　　如果，在不知不覺中，你也有了「猿人症候群」、「卡卡症候群」、「毛毛蟲症候群」，這些奇怪的練功姿勢，或者已經習慣成自然了，請為自己的健康著想，儘量試著來改改吧，只要稍加留心，一點都不難！

猿人症候群

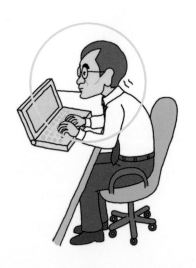

明顯症狀：頭往前傾、下巴前伸、肩膀高聳；忙著打字
　　　　　或移動滑鼠到渾然忘我。

改善處方：把下巴收回來，避免駝背彎著身體，讓頸椎
　　　　　受力不正常，造成小面關節壓迫過度，及頸
　　　　　後肌肉群的緊張僵硬，會讓痠痛上下延伸，
　　　　　形成廣泛性疼痛。

卡卡症候群

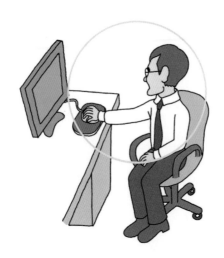

明顯症狀：頭離螢幕遠遠的、手伸得長長的、手肘撐很
　　　　　直又沒有支撐、肩膀使勁前傾。

改善處方：手肘、前臂要有支撐，讓肩膀可以放鬆，並
　　　　　將身體改正，不要扭著腰。

毛毛蟲症候群

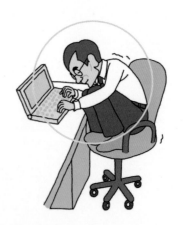

明顯症狀：委曲身體去適應場地、遷就環境，隨便只要
　　　　　或窩或縮，就像是毛毛蟲般，身體總是蜷曲
　　　　　窩著。隨時全身很多部位，都處在緊繃狀態
　　　　　下撐在那裡。

改善處方：要讓脊椎肢體獲得舒展，太狹窄的空間不適
　　　　　合長時間使用3C，尤其是大腿和胸腹間不要
　　　　　靠得太近。

第二章

科技在爭取時間之外

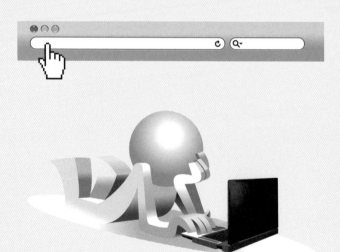

我常去大專院校演講，每回只講這一句：「身體受虐造成的痠痛，不是不報，你們還年輕，是時候未到。」台下很多學生齜牙咧嘴苦笑：「為了 PK，早就開始痠痛了啦！」

　　真的太多年輕人，休閒的時間全被 3C 綁架，這哪算是休息？身心全神貫注緊繃備戰；休息的定義應該是要身心的結構、肌肉能去放鬆才是。

不是年輕就耐操

　　科技發展應該是讓生活品質更好，節省下來的時間，如果反而變成身體從年輕到老，更大的負荷或過勞時，還不如返璞歸真，踏踏實實的過生活。

　　放鬆是指身心的動靜均衡、動靜間能互補與相輔相成，比如說，在長時間用電腦後，不管是因為趕功課、做報告或上班，很累之後，若問我：「要怎麼放輕鬆休息？」我會建議：「去動一動，也是一種休息。」

　　這樣的說法，通常令人疑惑不解：「我都累成這樣了，還運動？運動肌肉一收縮，豈不是更累慘了？」

　　不一樣，因為這個時候去運動，是「運用動作」，重點在「我自己想要怎麼動，就怎麼動」，我的動作是可以由我自主控制的，跟只能「釘」在電腦前，委曲肢體遷就

使用電腦的姿勢是不一樣的。

沒人教也會的伸懶腰

伸懶腰，需不需要有人教你要怎麼伸？不必吧？

每個人自己都會伸，而且都自有一套最舒服的伸展。你看那才十幾天的小 baby，沒有人教，他就已經會伸懶腰了。沒有標準姿勢，要求你步驟一，要握拳頭；步驟二，一定要哪手先動作；步驟三，扭腰一定要達 45 度……然後一定要怎麼做、哪一個動做要撐多久或做多少次？沒有嘛，整個伸懶腰過程，很自然就會了。為什麼會扭動身體伸個大懶腰？因為覺得扭一扭、用力伸展一下會比較舒服，這樣的伸展運動，是本能，讓我們從疲憊中，能提神的一種簡易伸展的肌肉收放運動。

在和 3C 相看兩不厭過久之後，只要心態是放鬆的休息，覺得需要 relax 一下，就做自己想做、喜歡做的「小動作隨身操」，即便只是這樣，看似小小的運動，養成習慣三不五時動一動，讓關節更靈活，讓肌肉更有力，心肺

功能更好，協調性、平衡感能得到鍛鍊，反應變快，不也
一舉數得嗎？這也是促進健康的一種概念，當你如果真的
很累的時候，全身放鬆，加上呼吸配合來補強休息，就能
獲得身心靈全方位的深度休息。

預約二十年後的青春

有一個概念：「年輕重訓練，年老重保養。」

如果現在還算年輕的你，心想：「保養，等我老了有
空閒再說。」錯，體能訓練，等到「老來再說」是很容易
一不小心，就造成傷害，比方動作上的過度負荷，反而是
對健康不好。

年輕要重訓練，目的在提升儲備能力，現在年輕還是
要為未來做打算，面對這群大學生，我有個演講題目叫做
「預約二十年後的青春」。我會提醒他們：你現在是大學
生，請思考一下，再過二十年後，你可能剛好是社會的精
英，那時候你的身體能不能應付得了？能不能夠支付你的
公私領域所需的能量？反推回來，現在「年輕的本錢」變

得很重要。

　　別以為現在還年輕，不用理會身體的痠痠痛痛抗議，不注意健康的話，等到你二十年後變成社會精英的時候，心血管疾病來了、代謝症候群來了、痛風來了……力不從心的體能衰弱，一大堆健康問題來了，那你會深刻體會到:40歲以前，你糟蹋你的身體;40歲以後，身體糟蹋你。

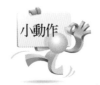

高手四處放光芒

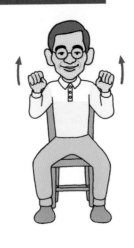
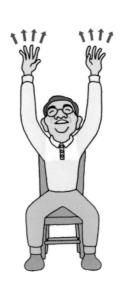

- **請跟我這樣做：**
- 雙手高舉是「高手」，雙拳緊握，再分別向上下、前後、左右打開雙掌，如放光芒，金光閃閃。
- 作用：靈活手指、伸展肩頸部位與上肢。

膝前膝後

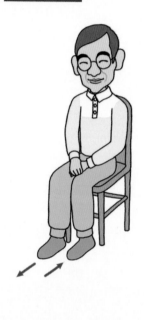
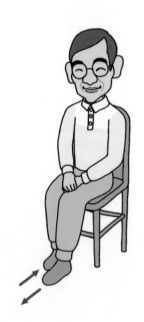

● 請跟我這樣做：

● 雙膝併攏，雙膝分別前後移動。

● 作用：運動腿部肌肉與靈活髖關節膝關節。

人生健康的第一桶金

　　科技帶給人們的投資報酬率，有人覺得：追錢更輕而易舉、享受更唾手可得。我卻認為，金錢可以數，可數叫 many，但是健康是 much，是不可數的，是無價的！

　　40 歲以前，用健康換金錢，那 40 歲以後、50 歲以後呢？太多人用金錢想方設法要換回健康，這樣的投資報酬率划不划算？

　　人的體能尖峰，一般是在 25-30 歲之間，爆發率大概都落在 25 歲，身體的柔軟度，大概 20 歲以前就是高峰了，看運動賽事的體操選手，像跳鞍馬、單槓、平衡木、地板體操⋯⋯哪個體操比賽選手是超過二十幾歲的？出賽的一定都是十幾歲的年齡。

世界頂尖的許多運動選手，大概 25 歲算是尖峰了，過了 25 歲之後，爆發力就會慢慢下降，耐力型的透過不斷的辛苦補強訓練，可以撐到 30 歲。這就要回到我提到的「儲備能力」那個概念：趁年輕的時候，把這個尖峰往上推上去，達到巔峰期後，維持住，然後再節制的省著用。

學校體育老師沒教的事

我們學生從小的體育教育，能夠在上課教的，多是丟幾個籃球給學生去投籃、教打打羽毛球、賽賽跑等校慶或校際比賽需要的球類、田徑項目等。事關一生的運動健身，屬於個人體能健康很重要的這一區塊，學校體育課常常是從缺教導的。更何況升學主義掛帥，體育課還經常被借調犧牲去另有他用。

像柔軟度，應該很早就教會自我練習，好讓筋骨從小靈活，等於先打好各種肢體動作的靈活基礎，長大之後透過運動就一直保持著，就算年紀大了，柔軟的靈活度在，

能讓老人不容易摔跤跌倒。肌力也一樣,把身體肌耐力練好一點,要不然等到四五十歲才想到,不練肌力不行了,連平衡感都變差了,到那個年紀再練,只怕一不留意,就很容易受傷了。

　　體育教育是要檢討的,其實應該在人的一生中,體能培訓最精華的中小學這段時間,應該要去教孩子們在往後的成長中,如果沒有養成正確的姿勢,痠痛上身是會變成一種惱人的慢性疾病;如果真不喜歡大張旗鼓的去運動,其實有很多「小動作」的「隨身操」,易學好做,只要想到就隨興重複做,一樣可以不無小補的達到小兵立大功的運動效果。

 ## 停損不由人的先天使用期

　　這個中小學打底與提升儲備體能時間,以一生歲月來看是很短的,就好像能賺錢的時候努力去賺,經過理財規畫不僅存到了人生健康的第一桶金,孳生的利息不去糟蹋它,老來還是夠用的。

以伸展操來說，可以讓我們的關節靈活度好一點，但過了二十幾歲，當然你還是一樣可以做伸展操，但靈活度空間就有限了。對不喜歡運動的人來說，年過三十關節的靈活度會隨年紀增長越來越差，越來越僵硬，針對這樣子一個「不由人」的先天框架在時，要怎麼樣去保持延長關節的靈活使用期，就必須讓功能下滑的速度不要很快，盡可能的去做到停損。

以此類推會延伸到一個問題，變成青少年或小學生，他們過度使用３Ｃ的時候，便去傷害到他們天生的健康體能戰鬥力培訓精華期。這個部分是父母也要小心的，放學後幾乎一直掛在３Ｃ前的孩子，受影響的不只是學業，還有被蠶食了的健康成長。

電腦家族症候群

　　台灣國衛院曾發表於醫學期刊《刺胳針》的報告指出：如果能每天運動 15 分鐘就有延長壽命的效果，死亡率可減少 14%，平均壽命可以延長 3 年。

　　一份發表於英國《運動醫學期刊》的澳洲昆士蘭大學研究報告，對久坐不動提出警告：看電視時間對生命的損耗，可與其他重大慢性病危險因子、比如不動與肥胖匹敵。

　　美國癌症學會 2010 年研究也證實，女性一天久坐超過 6 小時，比少於 3 小時的女性，死亡率高出 37%，男性則是高 18%，主要是得癌症和心臟病的風險提高。美國心臟病學會一項研究同樣指出：在家坐著不動的時間越長，死亡率就越高！同樣在歐洲，德國也有報告警示：當

人的活動量上升，血液的免疫細胞就會變多，反之如果常不做運動，免疫細胞就會缺乏，容易罹癌。

每天坐得越久，死得越早

美國曾做過一項大規模調查，長時間久坐不起身動一動，新陳代謝會變得緩慢、肌肉會鬆弛、血液循環也減慢，這樣身體燃燒熱量的速度就降低了。換句話說，當我們活動得越少，身體用的血糖就越少。每天若多躺兩個鐘頭，得糖尿病的機率就提高 7%，得心臟病的機率也會升高，因為控制血脂、血糖的酵素變得不活躍，有人還會因此而心情不好情緒鬱悶。

坐一整天下來，對脊椎也是不好的，臀部屈肌和腿筋變短變緊，結果會讓腳跨不出去、膝蓋伸不直、腰臀部會不靈活，而且支持脊柱的肌肉也變得微弱僵硬，造成肥胖、血糖高、膽固醇高等問題是遲早要面對的。坐著工作一段時間，記得站起來活動活動，會讓腰部苗條，脂肪指數低，血脂、血糖正常。從國外的這些研究報告中，明確

出來的結論是：不管人身體健康狀況如何，每天坐得越長久，死得越早。

　　如果讀者朋友常用電腦一定知道，只要動了滑鼠或鍵盤，整個系統都在運作；但若起身做別的事，不動滑鼠或鍵盤一段時間，電腦閒置了，就自動進入省電休息狀態。我們身體也有點類似，如果一直坐著不動一動，熱量的燃燒就一樣進入「節省消耗」的休息狀態，痠痠痛痛就開始伺機而動。

　　肌肉收縮放鬆、收縮放鬆，血液循環比較好，筋骨也會運動到，即使工作必須，不得不久坐桌前，像是簡單的提臀或劈腿這些「小動作」，都有這樣的運動效果，我們所謂的運動，不一定要非常激烈才算是有效，「小動作」勤練勤做，一樣可以小兵立大功的。

懶在座椅上，也可以做的喔！

猛男英姿秀兩旁

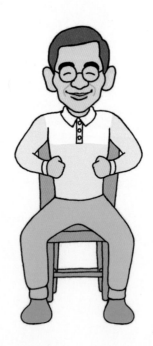

● 請跟我這樣做：

● 雙手握緊拳頭，上臂用力使勁向前拱。

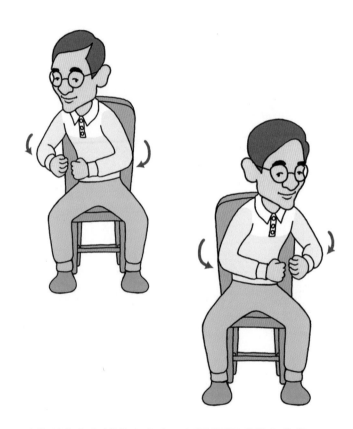

● 再分別向左右轉動上半身，好比猛男秀肌肉姿勢。

● 作用：在於強化上半身肌力及波動脊椎。

縮腹提臀透氣涼

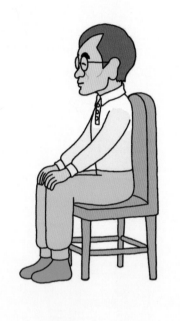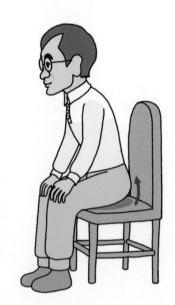

- **請跟我這樣做：**
- 久坐不但陰部悶氣，臀部、肚子也越坐越大，來，縮小腹、大腿用力，將臀部微微提起，離開座椅透透氣。
- 作用：在強化大腿、臀部的肌肉。

推掌拱背呼氣長

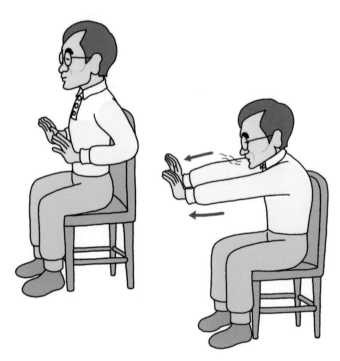

● 請跟我這樣做：

● 雙手手心向上，舉至胸前吸氣。

● 手心轉向前，拱背用力推出，慢慢吐氣。

● 作用：這是深呼吸訓練，以及上半身的用力伸展。

外八內八腳開花

這招，用在開冗長會議時，或搭乘交通工具長途旅行也很好用，一兼二顧，做運動還可兼提神醒腦。

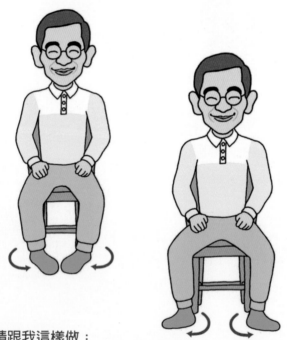

● 請跟我這樣做：

● 用腳跟做軸心，兩腳腳尖外開、內合，才會內八、外八，腳開花。

● 作用：運動到腳板和膝蓋。

第三章

3C，蠶食鯨吞了你的健康

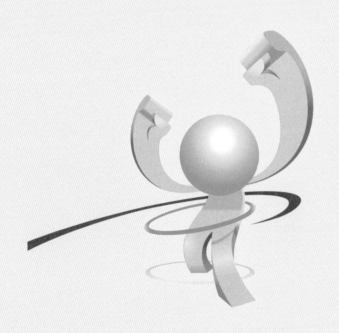

科技越精進，人體越退化！

　　說不定日後人類的長相，會有如漫畫中的外星人，只
剩下顆大頭、四肢萎縮、雙手手指退化（或算另類進化）
只剩一隻瘦長的食指，管操控按鍵即可。

飽受 3C 折磨的身體

　　別不相信，以前的人出了家門，視野可及的天際線絕對比今天我們觸目可及的，要遼闊很多。現在別說能看多遠，成天在室內工作的上班族，近距離只見牆壁、電腦螢幕，抬眼窗外是大樓林立遮擋，視力在不知不覺中就弱化掉了。

　　成天把耳機掛在耳朵上的人，爲了不受其他環境噪音干擾，總開得很大聲，他們聽力是越來越好？還是越來越差？聞氣味的能力呢？空氣污染、加上各種人工合成香味料，鼻子的辨香度不也退化了？來自大自然的鳥語花香芬多精，你還記憶猶存嗎？

　　味覺也是一樣，現在「吃純原汁原味」，成了一種講究的品嚐，一般外食有太多醬料、添加物，就連食物的新

鮮度與否，都能輕易的被重調味給掩蓋掉。所以人體基本的視覺、聽覺、嗅覺、味覺，無一不因科技進步，在不知自我節制下，自殘自傷。

3C再怎麼好用管用，請都別讓這些產品24小時綁架你，以前只有醫師等少數特定行業，需要24小時待命應變，但現在有多少人連晚上睡覺，不把手機開著、放在枕邊會睡不安穩；有多少人不開著音響、電視，他會無法入睡。3C可以是工作上做事的利器，生活上為人方便的工具，但是不要在健康上，變成傷害健康的兇器。

久滯不動 & 勞勞不休

人體結構是環環相扣的，健康殺傷力的影響當然也是全方位的，頭腦不清，呼吸不暢，消化不良，然後肌肉僵化、循環不通，筋骨痠痛一步接著一步來。

痠痛是一種「累積性」的栽培；我常說：「痠痛是勞勞不休所造就出來的。」一直不斷繁複的過度去操勞身體，不論哪個部位都會受不了。舉個大家都有過的經驗：鐵

腿！一個平常不太動的人，哪天心血來潮想到了去爬爬山，來回幾小時下來，第二天開始就舉步維艱，痠痛到「鐵腿」。

這就是所謂「延遲性肌肉痠痛（Delayed Onset Muscle Soreness）」，是指做完運動後第二天、第三天，更痠更痛。原因是運動後肌肉不是會產生很多乳酸嗎？因為難得偶爾的「狠運動」一次，乳酸突然大量產生很多，來不及代謝之下就鐵腿了。同樣的，如果久滯不動，窩在那個地方都沒動，也一樣會引起痠痛，這種痠痛就是因為血液循環不好。

我們的生活要能夠「善其生，必先安其身」，要先把身體安頓下來，把身體擺在比較好的、對的姿勢擺位中，讓身體比較舒適放鬆，比較安穩得住，然後再來工作、或做動作；這樣對我們的健康是比較妥當的。

３Ｃ影響到的健康問題，筋骨痠痛是一部分，更廣泛來探討，像眼睛，是一定會受到影響，眼睛一直盯著螢幕，尤其像不大的手機螢幕，要盯得非常的注意，對眼睛其實也滿傷。一直盯著各種３Ｃ螢幕，第一太近，第二時間太長，所以現在很多人乾眼症，便是一直一直盯著，眨

眼的次數變少了。

　　眼睛的肌肉一樣也會有痠痛反應，眼球的肌肉有上直肌、下直肌、內直肌、外直肌、上斜肌、下斜肌，眼睛的六條肌肉要是都硬撐在一個地方久滯不動，跟我們的筋骨一樣，不痠痛才怪。為什麼眼睛休息要看遠看近？等於是讓它的肌肉有收有縮，才不會僵在一處倍感疲勞。

　　現代人的交感神經、副交感神經造成的「自律神經失調」像成了家常便飯似的，很多人是交感神經太旺盛了，副交感神經被抑制，所以要提升副交感神經。為什麼好的睡眠、好的休息很必要，就是要讓大腦有時間歸檔，很多訊息進來以後，大腦得去整理消化然後歸檔，哪些東西存到哪，set down 完以後，大腦以後要取用才不會雜亂無章找不到。要是都沒有休息硬撐著熬，思考力、專注力、判斷力都會受到影響。

　　再舉便祕為例，便祕除了要多喝水、多吃蔬果外，身體放輕鬆也很重要，就是副交感神經要提起來；胃腸這個部分交感神經太旺盛，會影響功能。為什麼很多人在轉換環境時會有便祕症候群，比如去當兵，到某一個陌生的地方，很多人三天五天不能順利大號，因為一直處在一個緊

張兮兮的戰備狀態之下，大便就被抑制住了。所以一定要
副交感神經提升，讓你很 calm down，relax，這個時候才
會有驅動力，讓大腸去蠕動，去排便。

等電腦開機或關機，可利用時間來活動一下筋骨。

交握朝天左右扭

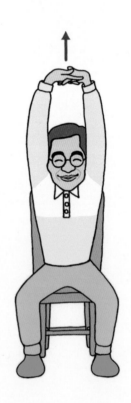

● **請跟我這樣做：**

● **雙手交握掌心朝天，儘量伸直。**

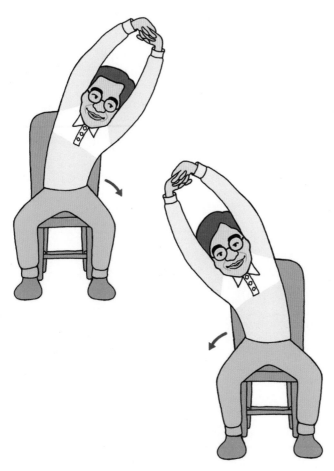

- 分別向左右彎，伸展腋下側腰。
- 作用：強化肌力，重點在儘量伸展開來。

你不能忽略的身體抗議

交感神經，就是身體處在一個戰備狀態；副交感神經則是進入一個放鬆、休息的狀態。

我們身體的很多生理功能，呼吸、消化、循環、內分泌、骨骼、肌肉……太多太多的功能，都需要神經跟內分泌來協調，如果自律神經失調，會覺得夜裡睡不著、胸悶氣促、食慾不好、手腳冰冷、憂慮焦躁、渾身都不對勁。

有些人甲狀腺機能低下，整天病懨懨，懶洋洋沒有力氣，肌肉張力很鬆弛，這也是一種自律神經失調，但較不多見。比較多都是交感神經太強，才會很焦慮很焦躁，全身在警備中戰備狀態下，肌肉緊繃、瞳孔縮小、胃腸一樣不動，因為身上資源統統要備戰，在這個狀況之下，變成

沒得休息。我常鼓勵大家學會放鬆、要慢活、常深呼吸，
保有好的睡眠品質，這些都是為了能夠給機會把副交感神
經提升上來，除了能夠好好安睡外，情緒上才能夠安穩不
波濤洶湧。

 ## 民以「添」為食

　　古時候我們有一句俗話：「民以食為天。」我把它翻
過來叫做：「民以添為食。」

　　添加物的添，現在我們吃的任何東西，幾乎都有添加
物，防腐劑之外，人工香料、塑化劑、色素、抗氧化
物……還有很多尚未被踢爆的什麼有害人體添加物，都是
未知數，我們現在想吃到單純沒有添加物加工過的食材，
好像不太容易？但有一個大原則要掌握住：儘量吃天然的
食物，少吃加工的食品！

　　加工的食品一定加更多的添加物，天然食物會比較少
一點，天然的食物裡面以能夠在地、當季當採收的農作物
更好。大原則掌握住，其他就不用太擔心，否則小心翼翼

樣樣追根究柢，還真沒幾樣東西可以吃，沒完沒了，越擔心，也會影響到身心健康。有人在吃的方面非常的小心計較，小心到後來，每天吃東西就變成很大的壓力，找不太到可以放心吃的東西。

用餐後，就窩在電腦前苦幹，脹氣時很好用！

天鵝頸消脹氣

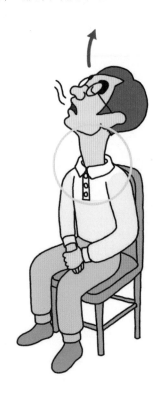

● **請跟我這樣做：**

● 身體挺直，下巴慢慢抬高，將脖子拉長到極限。

● 作用：伸展氣管食道，消除胃內脹氣。

　　小嬰兒餵完奶，不是要拍背嗝氣排氣嗎，我們大人如果吃東西覺得胃脹氣，就用這招排氣也可以。

　　延伸下巴往上抬，儘量往上拉，想像天鵝脖子般拉長，拉到這個脖子有撐開的感覺，可以幫助排胃脹氣。大腸的氣，需透過放屁排掉；胃的嗝氣，就得靠打嗝嗝掉。

　　人久坐一直悶著，胃腸蠕動變得不好，我常常講：「抬頭挺胸縮小腹，或者怎麼做隨便你，但有時捏一捏、揉一揉、按一按、敲一敲、彈一彈，都可以幫助胃腸蠕動。」

　　記得，要先縮小腹再去拍打，肚子要先用力收縮，因為肚子不收縮的時候，軟軟的，拍打力量直接貫穿進去不好，尤其是如果有腹主動脈瘤，在很淺的地方，有一些人可以摸得到，甚至會浮起來，腹主動脈瘤就不能夠去碰它，因為敲打很容易造成破裂、血栓剝落等，這樣就不好。一般健康的人，肚子要常練收縮，強化腹肌，有腹肌隔著，敲打拍都有腹肌保護著，以輕輕拍打這樣的力道，也可以作為一種運動的。

　　多拍拍按按腹部，縮小腹，多做一些運動，腰圍會變小，現在大多數人，就是懶得動不理它，整個肚子越來越

CARE
Good Care,
Good Living

邱泰源 著　台大醫學院家庭醫學科 教授
台灣家庭醫學醫學會 理事長

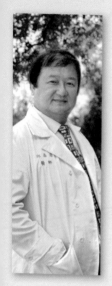

誰？
是你的
第一線醫師

台灣醫療水準，很高；就醫環境，卻紛爭不斷；
生病時，我們真能得到有品質與方便的照護嗎？
你我一定得先學會的自保！

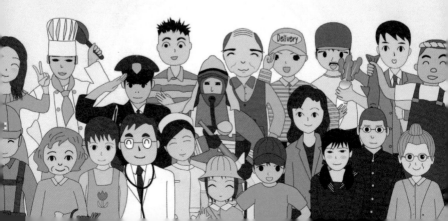

人文醫學的感動百分百

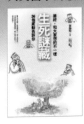

生死謎藏—善終，和大家想的不一樣　$280

台大醫院金山分院院長 黃勝堅 / 口述
二泉印月 / 整理
榮獲2010年中國時報【開卷獎】
2011年新聞局【金鼎獎】
衛生署國健局【健康好書推介獎】
台大醫院年度【教材著作優良獎】
2012年【台北國際書展大獎】入圍

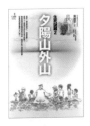

夕陽山外山——生死謎藏2　$280

台大醫院金山分院院長 黃勝堅 / 口述
二泉印月 / 採訪整理
當生命走到下台一鞠躬時，只要自己肯豁達
看得開，一樣擁有美好的感動！

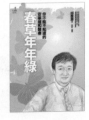

春草年年綠
你不能不知道的安寧緩和醫療　$250

台大醫院緩和醫療科主任 邱泰源 / 著
榮獲2012年台大醫院【年度教材著作優良獎

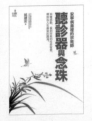

聽診器與念珠　$280

台大醫院安寧病房主任 姚建安 / 著
宗教的生命智慧，釋放出人生最後的圓滿。
榮獲2012年台大醫院【年度教材著作優良獎

圓滿，腰帶、裙帶太緊了，再放開一格很簡單，不自覺中就越放越開、越放越開，平常能坐就不站、能躺就不坐，能攤就攤，「大腹便便」當然肆無忌憚就跑出來了。

　　盡量不要久坐，能夠起來走動走動最好，走動也會幫助胃腸蠕動，不方便起來走動或者就是懶嘛，至少坐在那邊，也請縮縮小腹，像跳肚皮舞一樣，做些肚皮的運動。

　　腹式深呼吸是最常被推廣的，吸氣、肚子凸出來；吐氣、肚子凹進去；一吸一吐當中，肚子一樣有在運動，方便的話，額外做些捏一捏揉一揉按一按的小動作，多去關心一下整個肚子，這個對胃腸的消化功能會比較好。

臨睡前，別和電腦說晚安

　　有人習慣在睡前上上網或玩玩電腦遊戲，把這當作睡前的放輕鬆，這樣不對，因為一 high 起來，交感神經提升反而亢奮，我們睡眠一定要把副交感神經往上拉，睡眠前應該是要比較靜態、和緩的放輕鬆會比較好，我常常講：「培養睡意，心情氛圍很重要。」以我自己來說，大

概都習慣十一點多去睡，十點半以後，大概就看看書或聽聽音樂，幫助心靜下來，而不是做讓情緒會 high 起來的活動。

有些父母認為小孩回家，先把功課寫完後，在睡覺前這段時間，可以去上網玩玩，如果是上 YouTube 看看影片、到 facebook 哈啦一下，基本上還好，影響不大，但如果是聲光很 high 的電玩，會影響小孩入眠或是睡不沉。

睡前到底可不可以做運動？概念不是「不要做運動」，而是「不要做激烈的運動」！睡覺前做一些溫和的運動很好，做激烈運動會造成交感神經亢奮，當然就會影響到睡眠的感覺。如果做一些伸展操就很好，反而可以放鬆幫助入睡。睡前如有散散步，或是靜坐、呼吸吐納這些靜態修行都是 OK 的。

健康很重要，但不是唯一

在掌握大原則外，回歸到我的一個概念：健康很重要，但是健康不是唯一；健康是為了生活，而不是生活為

了健康！

　　過日子生活，不能說每天爲了健康，步步爲營、處心積慮，高標準嚴格追查每項食品的生產履歷，餐餐擔驚受怕，把吃這件事，變得很痛苦，搞得生活品質變很不好，我覺得不需要。我的認知是：健康是爲了好生活，人爲什麼要健康，就是希望生活品質好，把這個概念融進來以後，會發現說生活很自在、很 easy。

　　喝水這件事也一樣，還是要喝足量的白開水，少喝市售飲料，因爲添加物一樣也很可觀，有人一天到晚嚷著要排毒，如果連喝白開水都不願意，光是「想」把體內毒素排出來，不是嘴上說說那麼簡單。健康本身要認眞以待，但能不能約束好自己，融入健康概念，養成自然而然的好習慣，欣然接受它、享受它才是根本之道。

　　健康是一種人生的資源，這個資源可以提供我們的生活品質過得更好，但也不需要矯枉過正，變成生活是爲了健康，所以爲了健康不要用 3C 了，或是爲了健康，3C使用 30 分鐘就一定要怎樣又怎樣，這眞的是大部份人難以落實做得到的。

　　我覺得，也不全然是這麼嚴陣以待，有些過份對健康

有殺傷力的，該擱在心上多注意，一樣是可以享受 3C 的便利，要提醒讀者朋友的，還是那句話：「役物，而不要為物所役！」

沒得商量的現世報，
痠痛症候群

　　平滑症，聽過沒？如果不是 3C 重度使用者，還摸不著頭緒、體會不出來。

　　最近有些病人來做復健治療痠痛，然後邊做治療的同時又低頭邊玩手機或平板電腦，哪怕並不方便的只能單用左邊或右邊，就是停不下來，非玩不可。

　　我都忍不住提醒：「你這樣治療沒有效，不會好啦！」因為他舊傷未好、新傷培養中，分明是在製造痠痛！本來今天來醫院目的是要治療痠痛，但是連復健時間都割捨不下、鬆不了手不玩，怎麼教人不搖頭嘆息？

　　當老是不把痠痛當回事，不去徹底面對好好治療做復健，一拖再拖，就會變成「慢性痠痛」。慢性，是指一個疾病超過六個月以上，我們把它界定為「慢性」，當痠痛

持續超過六個月、半年以上，這樣的慢性痠痛會不容易好，第一個不容易好，是因為病人沒有概念，因為他邊治療又邊製造痠痛，所以就弄不好。很多病人都是如此，我的特約門診病人，有痠痛了十幾年二十幾年，始終一直困擾他，他也有在治療，中醫、西醫、民俗療法……聽說哪有效就往哪去，可是偏偏都反反覆覆弄不好，他就開始痛出憂鬱症，痠痛到想自殺的都有。

常被病人問到：「是不是一生，都註定要受這痠痛折磨？到底會不會好？」

「會好！」一聽我回答，病人馬上面露光芒。「但是要靠你自己。」病人臉色又暗淡下去了——「因為天底下沒有一種藥、一種方法，或者一位神仙、一個神醫，可以讓你變成無敵鐵金剛。」

解鈴還需繫鈴人

什麼叫無敵鐵金剛？只要吃了這個藥以後，就都不會再痠痛了，或是找了個高人「喬」過之後，從此不會痠痛

了。沒有那回事，擺脫痠痛要靠自己，造成痠痛的原因，你要自己去了解檢討，什麼姿勢不對？什麼地方用力不當了？還是太不運動，所以肌力不足？

造成痠痛的原因，要自己去坦然面對檢討、去預防，去避免，自然就不容易再犯痠痛。當下的治療很重要，要放鬆、按摩、伸展、強化，這是一樣套一樣的環環相扣。痠痛的舒緩，有時候必須吃點藥，或者是有些潛在的問題，必須針對那個問題去徹底解決，治本才會好。

有些痠痛，當事人不肯認真面對、耐心復健治療，拖到後來煩躁不堪，變成心理上很大的負擔，身心症也會找上門。精神醫學科醫師常說的：「憂鬱會痛」就是這意思，別小看痠痛，置之不理或愛理不理的態度，長期下來，是很折騰人的。

不少3C重度使用者，已經痠痛上身了，還不覺悟有所節制，一玩起來很high，完全忘記痠痛這回事。但是，原來的痠痛在繞，本來痛是一種警訊，一種警報作用，告訴我們身體哪個部位出了狀況，所以用痠痛表現出來，叫你去注意去處理。

但是痠痛沒得到善意回應，它就刺激神經向上傳達到

腦的一個感覺接收中樞，到疼痛中心，到認知中樞，它原本有一個迴路，但日積月累後，沒得到醫治好的痠痛自成一個新的迴路。本來是，A 進來到 B 到 C 到 D，造成這樣一個問題後，現在不只 A，它從 B，從 C 自發性開始發動，很多慢性痠痛到後來，自行一個迴路，一直在反覆作用，反覆繞，即便沒有外在誘發，一樣會覺得痛，這叫做「自發性的神經性迴路」，會反覆的折磨病人，是很棘手的麻煩。

很多病人會一直覺得又痠又痛、整個兒是痠痛到不行了！但是查不出個道理，就是那個老的痠痛認知地方，一直有電路進去，有神經傳導進去，告訴它這是痠痛的。很多慢性痠痛到後來，都是在迴路自己在繞，所以現在有一個治療方法，是直接從腦部裡面去治療，給腦部刺激。中樞痛透過腦去做治療，效果也不是很好，但是沒有什麼好辦法，腦神經自己本身會去啟動。

有一種「中樞痛」，也會讓病人痛到受不了，中樞痛的病人，傷在感覺中樞，就下視丘的地方，那個痛非常的厲害，連嗎啡都沒辦法幫忙止痛。我曾經有幾個病人痛到真的想自殺，想把痠痛的地方剁掉，我說：「剁掉也沒

用，因為痛不在這裡，痛是在腦部的感覺中樞。」

　　玩 3C 成癮，最怕的就是長期痠痛，又處理不好，然後持續累積再累積，到後來就變成「肌筋膜症候群」一種慢性痠痛。慢性痠痛尤其是逐漸上了年紀，自癒能力比較差，如果病人自癒力差，治療起來成效也不彰。年輕雖然自癒力會比較好，有時候痠痛也許做做治療、放鬆休息一下就好多了，但這並不代表從此天下太平，痠痛會不會再來，自己要負最大的責任。

第四章

扛在身上的大石頭，肩頸僵硬

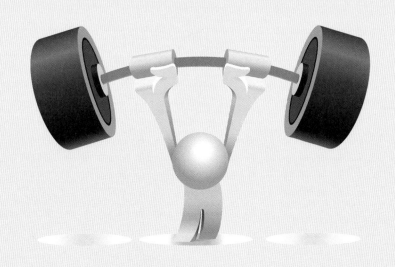

不少朋友喜歡躺在床上使用平板電腦、玩手機，躺著玩雖可讓背部肌肉放鬆，但頭頸部彎曲、角度不自然，加上脖子用力，如果忘了隨時變換姿勢或起身動動休息一下，要肩頸不痠痛也難。

肩頸部問題，
第一要學會放鬆

　　上班族一忙起來，坐在電腦前兩三個小時埋頭苦幹，是常有的事；線上遊戲一旦廝殺起來，幾小時停不下來也不奇怪。如果疲勞不斷累積，造成肩頸急性發炎，患者常痛到要用手扶著進診間求醫。

　　一般過度使用 3C 產品，最容易撐到痠痛受不了的其實是肩頸部，會跟落枕有一定關連性。落枕基本上是肌肉的僵直收縮，要是肌肉長期處在一個緊繃狀態下，血液循環變得比較差，軟組織的延展性跟著比較差，有時候做一個大一點的動作，就覺得又扭到拉傷了。

　　有時候比較累，晚上睡一覺，第二天起來就脖子很硬、很痛，就是落枕。落枕有可能是急性的，突然間一個動作拉到，也可能是慢慢累積來的，睡醒後才發現好像落

枕了，這都是血液循環不好，肌肉長期緊繃，平常不常去伸展拉筋，延展性、柔軟度都相對不足。

在這邊要順便提醒一下，公園裡面常見老人家做操，都會把頭轉360度繞圈，這動作很不好，我們的頭顱架在頸椎上面，頸椎有七節，第一節頸椎托住頭顱，稱作環椎，是一個環狀的，第二節頸椎是樞椎，有一凸軸貼住環椎，要是常常這樣子繞，很容易椎間造成磨損。

這樣子繞的時候，頸椎有兩條椎動脈，椎動脈是在頸椎兩旁延伸上去，當頭往後繞，多是磨在第一、二節，椎動脈血管比較容易壓迫到，對循環不好，很多人這樣一繞頭會暈，是血管壓迫到造成的頭暈。

老人家儘量不要做頭繞圈的動作，尤其往後仰，也不要仰太久，往後仰明顯的就是頸椎椎動脈壓迫，有人會因美容院洗頭，仰著頭洗、洗到後來頭會中風，媒體也不乏這樣的報導。

針對肩頸部問題，第一要學會放鬆，肌肉放鬆就不容易緊繃，有時候做做按摩，讓血液循環好一點，或者做熱敷、做運動、平常多伸展肢體，拉拉筋，讓延展性好一點、靈活度好一點，這樣比較不容易造成常常落枕、肩頸

僵硬、很緊繃、很痠痛。

接下來，我們一起來做做這些放鬆肩頸的「隨身動作操」，只要人坐穩在椅子上了就行，連站起身都可以省了，這下總沒什麼藉口再偷懶了吧？

小龍現身，後縮前伸

● 這是肩頸部前後的身縮運動。

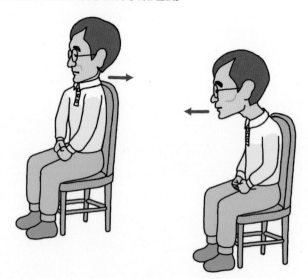

● 人坐穩了，先將脖子往後收，肩膀往前挺。

● 肩頸一起後收前伸，像眼鏡蛇現身一樣。

長臂猿手，頂天立地

● 雙手一高一低，盡可能去延伸。

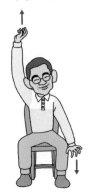

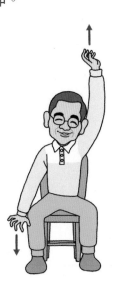

● 一手高舉頂天，一手下壓
立地，盡可能去延伸，延
伸到最長。

● 左右兩邊輪流，一高一低，像長臂猿一樣，手臂延伸
到越長越好。

回眸一笑

● 久坐之後，就算懶得起身，也一樣可以做運動。

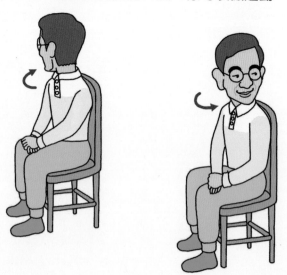

● 脖子左右輪流平轉，盡量慢慢往後轉，如對情人回眸
　一笑般。

輪轉雙肩

- 運動時的任何動作都是活潑的，依著自己身體需要的感覺走就好！

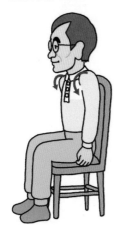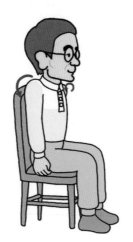

- 左右兩個肩膀，先一起往前轉動。
- 再一起往後轉動。

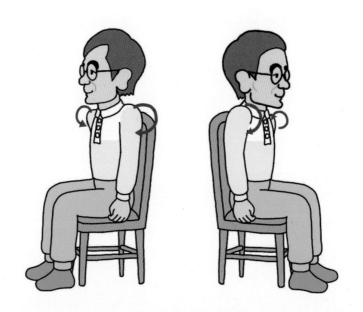

●當然也可以左右分開，分別前後轉動。

第五章

伸不直也彎不了，手肘手腕痠痛

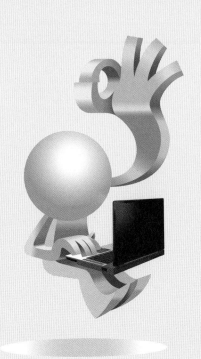

通常手握滑鼠的角度，讓手掌會往上翹，長時間下來，施力不正確，便會引發腕隧道症候群。因為手腕正中間的神經受到壓迫，特別是大拇指、食指與中指，有明顯的發麻感覺。

手的辛酸

扳機指，這毛病原來是指手槍扣扳機的動作，卡住的手指「喀」的一聲扳直會痛。

但對 3C 重度使用者來說，一直拚命用食指敲滑鼠，或是用大拇指滑動手機螢幕、平板電腦、激動敲打電玩按鍵，造成彎曲或伸展指頭時，指掌關節不舒服，甚至無法伸直、要靠另一隻手去幫忙拉，這是協助手指關節彎曲的「手指屈肌腱鞘」發炎所造成的。

2009 年，勞保局發現，國內勞工最常發生的職業病就是頸肩痠痛、下背痛、椎間盤突出，以及手腕隧道症候群，在職業傷病給付案件中，單是手臂肩頸疾病和下背痛就佔了將近九成；甚至有人年紀輕輕就已經得了五十肩，顯示這類疾病已成為上班族健康的殺手。

擺放電腦的桌面高度

　　建議應以我們坐下來時，手能平伸於桌面上為佳，不論是在操控滑鼠、打字或在寫字時，最好都不要懸腕或懸肘，更不宜將上身或頸部前傾。

　　許多家庭中的電腦擺放高度，多以大人坐姿身高為標準，小孩一坐上去，多得抬手兼仰頭，抬久了小小年紀一樣痠痛難免。如果擺放電腦的桌面高度不能調整，小朋友最好換坐高度可升降的座椅，電腦螢幕最好不要高過頭頂。

　　伴隨痠痛而來的局部肢體紅、腫、熱、痛的現象，多為肌腱炎，上肢的痠痛若不好好正視處理，比如手腕若有未癒舊傷，伸展使力、提重、屈曲、動作向前旋轉或握拳時，痠痛會加劇，嚴重時還會引起無力感。

　　下班回家，對容易痠痛的部位可做做熱敷，或泡個熱水澡，效果在排除體內的酸性物質囤積，讓帶氧的血液迅速通過受傷或容易痠痛的地方，使肌肉活躍起來。

虛掌翻出推兩旁

- 這一招，靜心護球，慢慢翻轉向外伸展，這可以提升副交感神經，是務「虛」的修為。

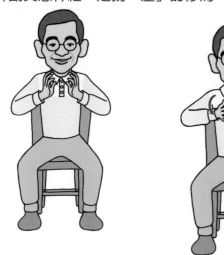

- 上身挺直，雙手虛掌在胸前，如護住一顆球。
- 慢慢掌心翻轉向外。

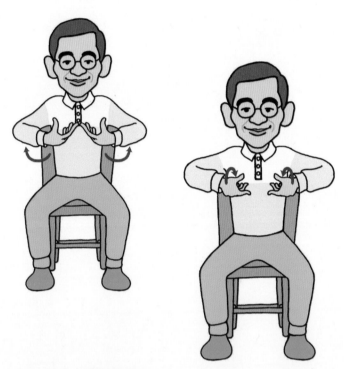

● 手肘提升，雙手拉開

● 到腋下，手腕在腋下處慢慢向內翻轉三次。

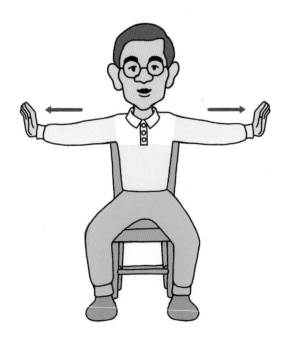

● 掌心朝外，手肘慢慢伸直，成雙手平伸，儘量向外延
　伸，讓手臂及肩膀有向外拉出的感覺。

　　這個動作，從靜心護球開始，慢慢翻轉向外伸展，可以提升副交感神經，是務「虛」的修爲。

　　利用慢慢的深吸氣，讓你的肺活量變大，之後拉長吐氣，拉得越長你的肺活量越好；而且控制呼吸的時候，副交感神經是會提升的。

 ## 當人放鬆的時候，耗氧量會降低

　　因爲肌肉都放鬆了，對氧氣的需求會比較降低，所以這個時候吐氣比較可以拉得很長很勻。如果交感神經很旺盛的話，肌肉在緊繃狀態之下，耗氧量會提升，所以運動完後，容易上氣不接下氣。緊張的時候，容易氣喘、氣促，什麼叫「氣定神閒」，就是很輕鬆，很坦然，那氣自然就安穩、勻長。

　　還有一個很重要的影響，是讓肺泡比較健康，我們身上的氣管、支氣管、小支氣管，越分越細，分到最後是肺泡，肺泡是一顆一顆的泡泡狀，外面密佈很多微血管，所以身體的二氧化碳等代謝廢物來到這裡，二氧化碳會擴散

到肺泡裡面，然後肺泡收縮，把二氧化碳排擠出去、吐出去，換吸收新鮮的空氣進來，讓氧氣充滿肺泡，再利用擴散作用擴散到微血管，再回到心臟供氧到全身去。

　　這個「靜靜深吸氣、慢慢長吐氣」學會了之後，很多人覺得好像已經吐不出氣了，其實我們肺部還有餘量，不妨試試肚子收縮，是還可以再吐出餘氣來；通常慢慢練，肺活量的換氣會更完整。把新鮮空氣飽飽的吸進來，再慢慢的把穢氣吐光，如此一來很容易讓我們的肺泡效率更好、更健康，這個看似不起眼的小動作，對伏案久坐的上班族，是很重要的「練氣」。

實拳收回頂中央

● 用力握拳擴及整個上半身用力，可以強化上半身的
　肌力，也可以提升交感神經，是務「實」的修為。

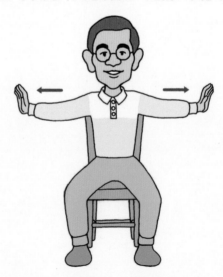

● 雙手向身體兩旁平伸延展，慢慢握緊拳頭。

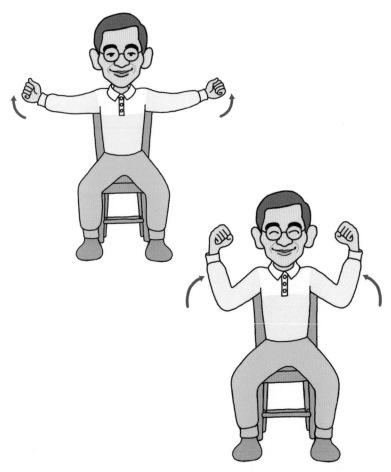

● 雙手向身體兩旁平伸延展，慢慢握緊拳頭，曲肘收
　回，身體成山字形。

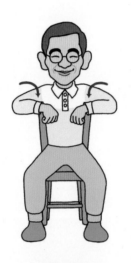

● 收回到腋下處，持續握拳，
雙手腕在腋下處慢慢向外翻
轉 3 次。

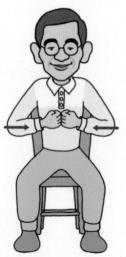

● 拳背相向互相靠近，再用力
相頂，讓上肢及胸部有強烈
用力的感覺。

　　做人要虛懷若谷，「務虛」幫助心放空、身放鬆、氣暢通；但也要積極努力，「務實」幫助強化企圖、強壯有力、中氣十足。

蓮花妙指

● 十根手指，如彈琴或吹奏樂器般巧妙靈動，用意在
　舒緩手指的僵硬疲累。

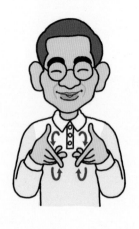
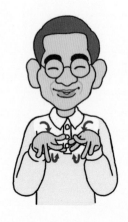

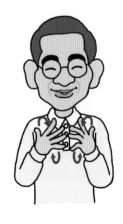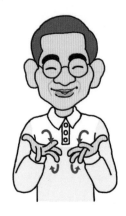

● 雙手沒有硬性規定，要怎麼去旋轉變化、要轉多少
　下，隨心隨興，自己覺得舒服就好。

幻化魔手

● 從肩膀、手肘、手腕、到手指，隨心所欲的上下伸
展、繞行、可以活動到上肢的每一個關節。你也可
以看隨書的 **DVD**，我們來超級比一比，誰的幻化
招數多。

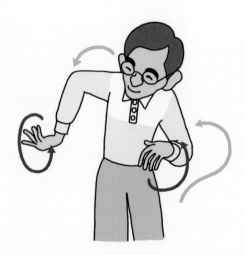

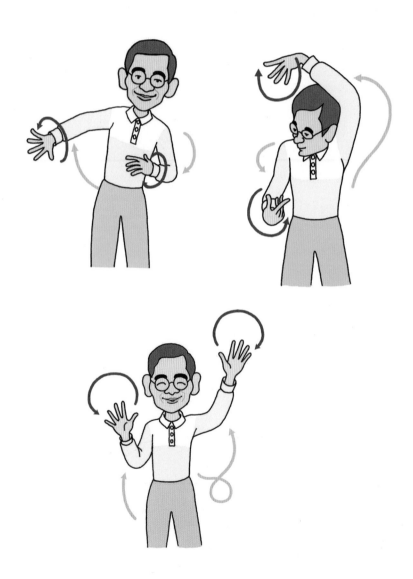

第六章

哀哀叫的靠腰族，腰痠背痛

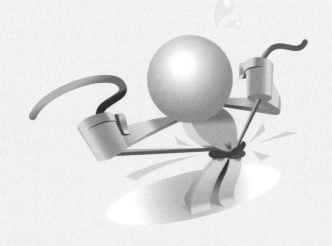

「龍骨」有話說

我們人的脊椎，由 **33** 個椎體：**7** 節頸椎、**12** 節胸椎、**5** 節腰椎、**5** 節薦椎、**4** 節尾椎所架構。脊椎每天不停地運動、彎曲、擠壓，其中以腰椎最辛苦。

在每節椎體間，有起緩衝作用的椎間盤、韌帶和小的脊柱關節在幫忙固定，支持我們人體軀幹外，還有保護內臟器官和脊髓的作用。

從研究報告中發現，不管個人體重多少，放輕鬆的站著，腰椎壓力大約是等同體重；如果不靠背坐，腰椎的壓力增加約為一倍；當坐著向前傾幅度越大，腰椎的壓力將倍數增加。預防腰痠背痛最好的方法，最重要的是避免不正確的姿勢，養成規律的運動習慣，尤其是鍛鍊腰腹部，加強肌肉的耐力與柔軟度。

　　一腰痠背痛，通常很多人會去尋求「馬殺雞」，按摩力道與部位要注意，日常容易瘀青、出血的朋友最好避免按摩；而且按摩的力道並不是越重越好，是在可忍受範圍且不傷害身體的前提下，溫和地按壓，或許有些微痠痛感，但整體而言該是舒服、愉快的，而不是非要按得齜牙咧嘴才是「有效」的。

 ## 當脊椎伸直時的一舉數得

　　上班族或阿宅們，習慣久坐難免會彎腰駝背，需要加強背部伸展，當脊椎伸直時，也會讓前面的腹部收縮，是很好的一舉數得。一般下盤運動可以運動到腰腹部、臀部與大小腿，讓身體背部伸直，同時幫助收縮小腹。若是整個身體拉直時，可伸展腹部外、臀部與手臂肌肉同步伸展到，也可以避免彎腰駝背。不過如果有脊椎滑脫，就不適合做這種伸展操。

　　有些體能操會要求踮起腳尖做，主要是踮腳尖可以強化小腿肌肉，訓練平衡感。小腿與手臂的伸展、臀部收

縮，都可以讓下半身用力延伸，一樣可以拉直脊椎與腹腰部肌肉。不過60歲以上的老人家、或是腳踝受過傷的病人，要小心做這樣的動作。

仰天長嘯摘星月

● 伸展肩胛骨與脊柱運動。

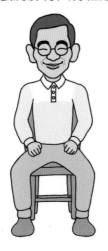 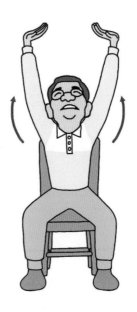

● 坐時要挺直腰，雙手高舉。

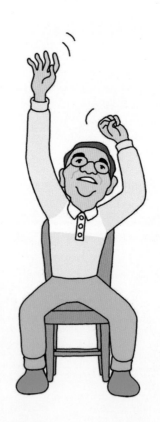

● 左右手輪流儘量上舉，如要摘星摘月般。

俯身前探撈水月

● 運動脊椎和胸廓；當坐久之後，可以下下腰，做個撈東西起來的動作，這也是腰椎、手的很好運動。

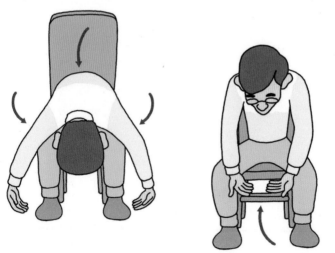

● 身體彎腰前傾，雙手放鬆下垂吐氣，再起身舉手吸氣，如在水中撈起東西般。

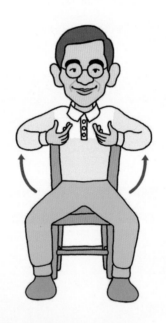

● 直起身體，雙手舉至胸前吐氣。

輪坐雙臀

● 久坐不但陰部悶氣，臀部、肚子也越坐越大，這個
　動作在強化大腿、臀部的肌肉。

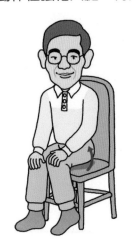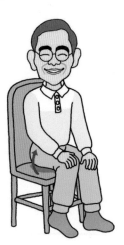

● 縮小腹、大腿用力，將臀部左右微微輪流提起，離開
　座椅透透氣。

扭腰望後

● 針對坐久腰痠背痛的一個前後，左右的動作。運動
遍及腰椎、胸椎、頸椎。

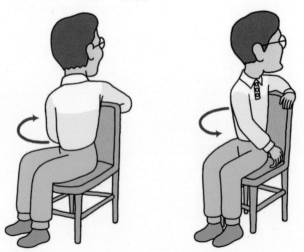

● 屁股先坐穩，扭腰就是身體往後轉，向後看，等於連
腰都一起扭到了。

第七章

二郎腿後遺症，骨盆與腿型雙殺

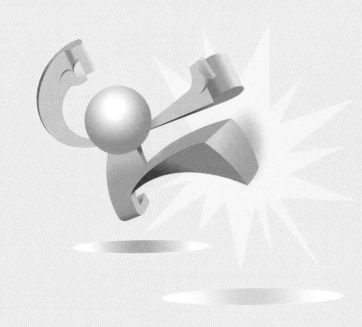

上班族的久坐，造成脊椎早衰，長期姿勢不正確，不論對脊椎骨邊緣，椎間盤本身，都算是一種外力的壓迫，甚至對肌肉、軟組織，也是一種拉扯，在日積月累之下，容易對脊椎和椎間盤產生潛在的傷害，要避免，唯有平常保持正確姿勢，遠離骨刺和椎間盤突出的困擾。

不要讓骨盆造成
習慣性歪斜

　　歪坐一邊或蹺二郎腿，容易對大腿及骨盆施加太多壓力，平常端坐或多一些坐姿變化，不要讓骨盆造成習慣性歪斜，這對體態的優雅及痠痛預防十分重要。

　　脊椎不僅支撐起我們身體的重量，同時也保護著脊髓裡的神經系統，對於經常久坐而好發腰痠背痛的上班族來說，「痠痛」是脊椎病變前的預警，提醒我們該好好維護脊椎的健康了。

 ## 3 挺 3 縮保健脊椎

若問我平日要如何保健脊椎，避免脊椎側彎？

有個口訣「3 挺 3 縮」：

● 挺頭、縮下巴；挺胸、縮小腹；挺腰、縮屁股。

　　有些朋友在做向前彎動作時，會聽到脊椎喀喀喀的聲音，首先請養成坐姿要挺、站姿要直，讓結實的肌肉能保護脊椎，因為肌肉收縮後，便可以紮實地保護脊椎的椎間關節。

　　上班族脊椎病變發生率很高，由於長時間久坐缺乏活動，常常造成肩、頸部位的肌肉僵硬，腰背痠痛或發麻，如果兩三天內，自行熱敷、按摩、貼了痠痛貼布，症狀都沒改善的話，別再拖了，趕快找醫師或治療師治療。

　　除了姿勢，還要多做伸展運動，比如兩手往上用力挺直，記得要平均用力，免得肌肉受力不均，這樣可訓練脊柱兩旁的肌肉，更好的是雙腳成交叉走路。就像接下來要和大家分享的「麻花交叉身形扭」動作。

麻花交叉身形扭

● 活動骨盆與平衡的運動。

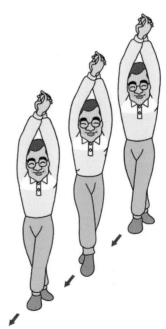

● 雙手高舉伸直，兩
手交叉互握、雙腳
一樣交叉站穩，再
左腳換右腳、右腳
換左腳、慢慢前行。

● 也可身體以腳尖為軸心，連續先向左、或向右（依個
人習慣）扭動，保持平衡，緩慢轉動身體，伸展有如
麻花捲。

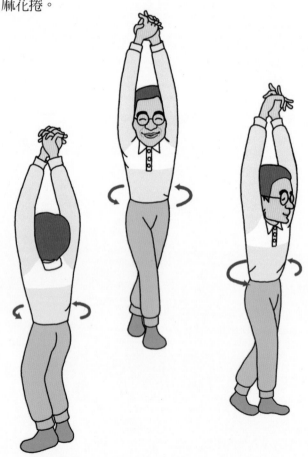

● 當然也可以腳尖爲軸心，在原地做向左或向右的旋轉。

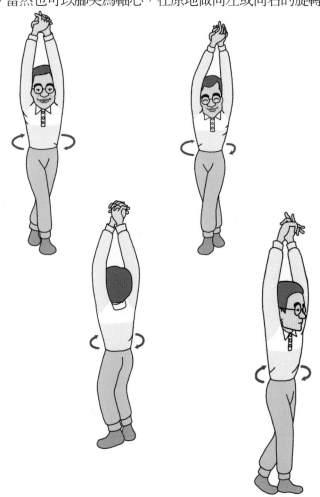

馬步擺動屁股扭

● 可運動到膝關節和髖關節。

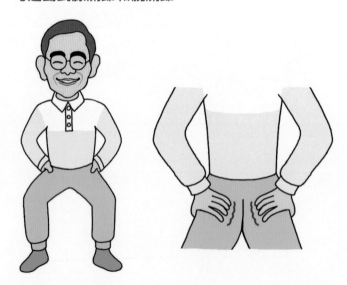

● 雙腳打開兩倍肩寬，雙手前四指，扶於臀部薦腸關節，先半蹲馬步。

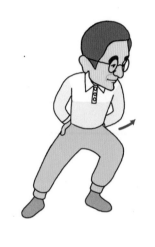
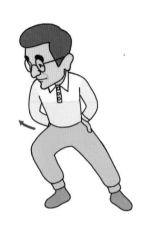

● 再跨「弓箭步」，將屁股依次向左或右扭動。

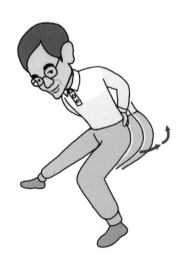

● 或者屁股向上、向後

　扭動。

馬步扶膝壓肩膀

● 強化全身肌力，也同時伸展到雙肩、運動到胸部。

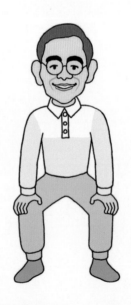

● 上身要挺，雙腳打開兩倍肩寬，雙手扶於膝蓋。

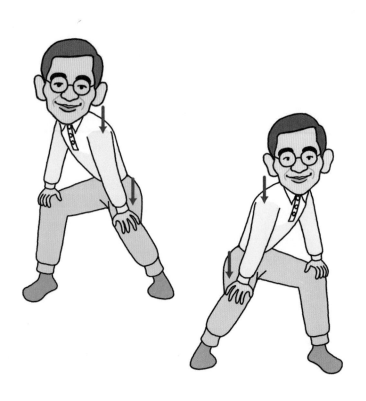

●雙肩輪流往前、往下壓。

前翹後翹活跳跳

● 運動到腳踝和小腿，促進關節靈活和血液循環。

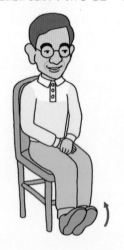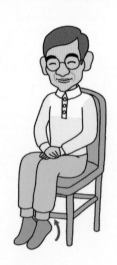

● 雙腳平貼地面，腳尖先翹起。

● 換腳跟離地，腳尖再踮起。

● 雙腳可同步離地、踮起；或左右輪流。

膝蓋併攏腳開合

● 這動作做起來大腿肌肉會痠，但運動到髖關節，連
　膝關節也沒放過。

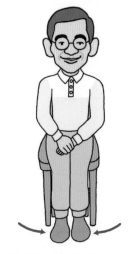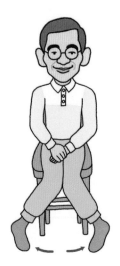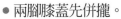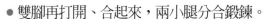

● 兩腳膝蓋先併攏。

● 雙腳再打開、合起來，兩小腿分合鍛鍊。

蓮步橫移

● 骨盆跟腿的橫向鍛鍊。

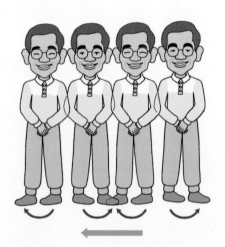

● 雙腳打開與肩同寬，以「腳跟」爲軸心、再換「腳尖」
爲軸心，向右行。

● 行進一段距離後，換左腳爲軸心橫移。

第八章

慢性痠痛症候群

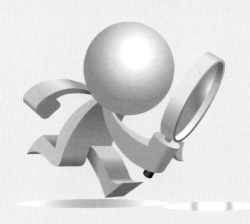

運動的「運」，有掌握控制的意思，比方大家熟悉的「運球」，而這個動，是由你掌握動作控制的，那叫運動。

　　再比方拉單槓，手舉高，握緊，來回上下拉，每一個動作都是自己可以控制的，這叫運動；而勞動，是它在控制你，你必須去遷就它。

勞動？運動？怎麼分

運動跟勞動基本上最大不同就是，運動受你的控制，控制肌肉的收縮，控制關節的伸展，甚至控制呼吸心跳。勞動，是動作的本身會控制你，要你往前後左右或上上下下，要你用力，要你這樣那樣，是它在控制你的。

譬如說手洗衣服，一定要這樣搓揉，不可以突然之間想到，舉高雙手伸展開來搓揉；拖地也一樣，彎腰駝背不免，不是說想換個基本動作就能換的，能改用任何體操姿勢來拖地？做家事？或從事搬運等勞力工作嗎？

「我一天到晚勞動個不停，可不可以拿來替代運動量呢？」常有人問我這個問題。

偶爾可以，但是不能夠完全把勞動當作運動，因為勞

動的動作模式，幾乎每天做、反覆做，變 overuse 了，身上其他的肌肉群、關節、動作模式，就變成沒有運動到，所以差別在這裡，這也是造成職業傷害很大的原因之一。

　　譬如說，漢堡薯條，可不可以止饑？可以啊，但不要當作正餐，不能餐餐都吃漢堡薯條，喝可樂汽水。肚子很餓的時候，偶爾吃喝一下可以啊！勞動偶爾拿來當作運動的內容，可以；但是不能完全靠它來取代該有的運動量。像很多勞工每天搬重物，看似滿頭大汗氣喘吁吁，可是動作模式就是這一些，是動作在控制當事人。

　　所以勞動偶爾當運動練臂力、練腰力、練腿力是可以，但不能夠統統拿來當作運動。即便是在勞動過程中，有一些類似運動的動作，那是特定的工作姿勢，不足以彌補或替代完整的運動，還是要想辦法做些自主性的運動，來均衡一下。

要做哪些運動
才算是有運動到

　　中國武術或是氣功在講「底盤要穩」的道理，就是指下盤要穩，力量才好使出來，要是底盤不穩大腿沒力，站都站不穩了，怎麼去使力？根基要穩，蓋大樓也是一樣道理，那才能蓋得高、才能做些變化設計；要是下盤根基不穩，臂力伸不出去，硬撐、要不是受傷就是垮了。

　　要先了解運動的內涵，缺什麼就補什麼，做一些有設計過的運動，是比較均衡、各方面都可以顧到的。

　　增加關節靈活

　　所以運動有一部分動作要去伸展，讓全身的關節靈活都能兼顧到、都能活動靈活互補互動。要不然有時候某個關節靈活了，別的關節還是很僵硬，這也不對。

●增強肌力耐力

強化與鍛鍊肌力的運動也是一樣，要均衡，全身很多部位的肌力都要顧到，不能只強化特定部位、特定肌群，其他都沒練到那就不行，所以只要談到運動，均衡是一定要注意到的。

肌力中，脊椎、背脊部分涉及身體穩定度的擴散，腹肌、背肌是最基本核心肌群、重心中的重心。核心肌群能夠維持正常的收縮能力，脊椎就不需要去承受多餘的負擔。核心肌群功能不足的人，有可能產生駝背、下背痛、骨盆位移、髖關節僵硬、膝關節無力……整個一圈的腰腹部，腹肌、背肌、骨盆底肌，把腹腔包起來，這便是核心肌群。

把這些肌群穩定住，往上拓展，背柱的肌肉一直往上會延伸到頸部；往前到腹肌，到骨盆底肌，有點像 V 字形這也穩住的話，身體、舉手抬腳就都可以穩住。很多運動基本上必須先穩住這些，才可以做其他變化。舉拔河比賽為例，光是手用力行嗎？不行啊，腳要是穩不住，手用蠻力拉也沒用，一定要腳能夠穩得住，手在著力點夠穩下才能使勁拉，腳不只要穩住，還要有力，腳要有「蹬」的

力量，手借力使力拉，才能拉得過來。

這樣的鍛鍊肌力、耐力操，讀者朋友在做隨書光碟「一套四式進階健康操」時，邊做邊「靜心、專心」體會，便能深切感受到肌肉回應給你的感覺。

● 增進心肺功能

運動的內涵，只要是做到增進心肺功能，便會讓全身的每一個細胞，在需要氧份的時候，都可以得到充分供應。讓人不會動不動就氣喘吁吁、上氣不接下氣。

運動量若能大一些、心跳快一些、呼吸急一點，才有強化心肺功能的效果，但運動習慣養成急不得，要「漸進量力」一步步來，以免發生意外。

● 增益協調平衡

協調性是動作能否平順優雅的基礎，是讓肌肉在使力時，力道能有精準的掌控，才不至於顯得動作笨拙、生疏，這就要靠平常多運動，讓神經與肌肉能有默契配合得天衣無縫。

平衡感的訓練，年紀越大越重要，大家都知道老人家怕摔，能有好的平衡感，對預防跌倒來說很重要。在隨書光碟「一套四式進階健康操」中，入門操對不喜歡運動的

老人家來說，就是能「輕鬆做」，又有「成就感」循序漸進的體操，一階段一階段的練重心轉移和保持平衡感。

● **增生青春活力**

青春活力，除了指年紀如含苞待放外，還有生命力的風華正盛，誰不想天天神采奕奕、精力充沛、游刃有餘的工作、享受生活，處理事情得心應手。要維持這樣的身心好體能，任何的外求，都不如自助來得實在，對的生活飲食起居，特別是運動的養成，才是擁有青春活力的穩操勝算不二法門。

漸進量力的暖身概念

　　我在隨書附贈的光碟片中，教大家的「一套四式進階健康操」，從好記易做的四式動作，一步步漸進量力慢慢來。從入門班、進階班、到高級班，如果每天能當暖身操來做做，深信對大家的肌力、柔軟度、平衡感、心肺有氧功能，都能感受到不一樣的進步。

　　運動前要先暖身，尤其是激烈的運動前，暖身運動要做得更徹底。如果是很溫和的運動，前面的暖身運動，就變成好像該更溫和，那不就可有可無了？所以我常常在做這類運動時，建議大家：

　　把動作放慢、放小、放緩、放柔，就當作暖身運動。我們在做任何拉筋伸展時，剛開始拉，不要一次拉到位，容易拉傷，要先拉五分，第二次拉六分，再拉七分，八

分，這樣慢慢、慢慢拉，最前面拉的動作，就當作熱身運動；五分到八分我就當作暖身，再來就拉八分九分，拉到全身。運動前的暖身，重點其實就在於「漸進量力」的概念。

隨書附贈的光碟中，場景以居家環境為主，只要有心想運動一下，放學或下班回家，隨時、隨地、隨興都可以想做就做，這樣讀者朋友就難以「沒時間運動、還要找地方運動麻煩……」等等藉口，來自我開脫了。

光碟片中，我特別設計與大家分享的「一套四式進階健康操」，一改一般健康操DVD，一口氣塞進一堆操，讓大家一時間難以吸收，做起來沒有成就感，所以我這次的進階健康操只有一套四式、四個基本動作：

- 腳跟石頭腳尖布
- 單腳扎根如大樹
- 風吹擺動如柳樹
- 雙腳跳躍如矯兔

在家做操時，家裡地板不管是磁磚還是木板，為了防範滑倒，建議站在一張止滑毯或做瑜伽的墊子上來運動。這套操不論年紀是老中輕或小朋友，都可由初級入門，基

本功練好了，再「漸進量力」的升級進階到中、高級，雖然只是極簡單好懂易學的「一套四式」，但同步練到肌力、柔軟度、平衡感、心肺有氧功能，老少皆宜。

如果剛開始做，平衡感不好的朋友，可以先一手扶著慢慢來，等動作練熟了，最重要的是平衡感的穩定度能掌控收放自如了，再開始進階。兩手一起放開做操，進階動作熟稳了，再做高階班，有點挑戰體能、有點難度的動作。眞的不要心急、從每一個動作中，細細體會身體給自己的回應對話，這樣慢慢就能樂在其中，享受運動了。

完全沒有強制一個動作一定要做幾次、要硬撐多久，寧可「漸進量力」慢慢來，把動作做標準了，能達到訓練肌力、加強柔軟度、平衡感，與心肺有氧功能的目地，才是我推廣這套平易好學操的用心所在。

強化肌力‧強化健康

　　肌力不足也容易痠痛，一個人如果手腳沒力，腹肌沒力、背肌沒力，容易這裡痠那裡痛，因為他癒合的能力變得比較差。

　　痠痛的處理有八字訣：那就是「放鬆、按摩、伸展、強化」。肌力增加則必須顧到神經性、肌肉性、血管性，換言之，要徵召更多的肌纖維收縮；每一條肌纖維要訓練變得更強壯；血液循環供應越好，便可以提供更多的養分、氧氣，肌耐力會比較好，運動的爆發力也會更好。

　　一樣坐三個鐘頭，要是耐力夠，我坐三個鐘頭覺得還好，體力比較差的人，坐兩個鐘頭就受不了了。手伸出去，或者肘沒有撐，肩膀負擔比較大，沒辦法放鬆，對肌

力很夠的人來講還好，如果肩膀都沒有力量，手這樣伸一段時間，就會受不了了。

　　最典型就是有時候去買東西，提多一點，也許要走20分鐘、30分鐘的路，如果肌力夠強，這個重量還能應付，不容易痠痛，如果肌力不足，拿沒幾分鐘，就受不了，這裡痠那裡痠，全身都痠痛起來了。

　　要強化肌力，強化健康，一個健康的人是一個全方位能力都好的人，全方位的健康也一樣，也比較不容易痠痛。健康的範圍很廣，基本上過健康生活，比較容易健康，因為健康是全方位的，沒有單一種方法、一種藥物、一種單一因素，能保證健康不生病。

　　我常開玩笑講一句話：「一般人想到養生養生，會想到撇步、偏方、祕方……那都不對；養生不當，提早往生！」大家難免常聽親朋好友口耳相傳：「這藥很好、這東西很補、每天得吃多少什麼、喝多少什麼、練什麼神功延年益壽……」這都走偏了，都很容易造成傷害。

　　健康養生應該是過健康生活，從適當飲食、運動、作息、保持心情樂觀積極、開朗正向的面對生活挑戰。當生理時鐘紊亂，健康從何好起？睡眠要好，才容易健康。日

常生活一些點點滴滴的小習慣也很重要，要過健康生活，應該是全方位去顧慮到，儘量去做到。當大原則掌握了，也不用辛苦到走火入魔、處心積慮求健康之下，生活品質一定會變得很差，所以我深深覺得：「健康是爲了生活，而不是生活爲了健康。」

運動傷害不見得是大力造成的

容易扭傷的部位很多，最常見的是腳踝的扭傷，我們臨床上常常碰到腳踝變習慣性扭傷，動不動就一扭再扭，舊傷未癒新傷又來。

第一是病人的本體感覺變得比較差，本體感覺是屬於神經性的部分，是說身體在某一個姿勢，肌肉在收縮，收縮多少，透過感受器，自己本身是隨時都知道的。因爲本體感覺不好，所以有時候走路，稍微有點踩空、有點什麼路不平，偵測反應變得比較慢，就是說當碰上路面有一丁點落差，他感覺不到，這就是本體感覺變得比較差。

有人反應很靈敏，稍微有一點點高低不平路況改變，

能及早反應，本體感覺很快就閃過去了。如果本身肌肉力量夠的話，有點偏差，身體還是撐得住、如果肌力比較差，就穩不住、一跤跌下去了。本體感覺不好，反應變差；肌力不好、柔軟度、平衡感都不夠，就容易習慣性造成不同部位的扭傷。

我們身體的左右對稱性基本上會差一點點沒錯，當然儘量對稱一點較好，也能避免痠痛發生；如果長期歪一邊，比如頭長期偏歪，左右邊肩膀的力量、軀幹的力量，會跟著變偏移而且是日益不對稱，那當然以後會出問題。

所以我才說要遵循原則：身體的擺位要正確自然，時間不要太長。長期姿勢不良、肌力不足、用力不當，都會造成運動傷害，有時候日常生活當中，拉傷、扭傷、挫傷、各種不同的用力不當，會扭到、閃到、拉扯到，這些運動傷害，或是職業傷害，都是造成痠痛的原因。運動傷害，不見得是激烈運動下所造成的，肌力的強壯與否，足不足以應變，佔有很的一大部分。如果實在很愛玩 3C，實在太愛不釋手，那先決條件就是要把肌力練好，能有足夠的肌力可以做「持久戰」，讓痠痛也難纏上身。

運動的內涵在哪裡？很多人問：「到底要做什麼運動

才好？現在練哪一套功才有效？」

 ## 漸進量力的慢慢來

　　說起運動的內涵，這樣比方：

　　如果是筋骨比較僵硬，可以做一些伸展操，伸展操可以去拉筋，慢慢拉，不是要拉到什麼「特技表演」程度。我常鼓勵大家：「何不試試摸到你的腳尖？」很多人都面有難色：「我摸不到腳尖啊！」

　　沒關係啊，先從摸到膝蓋開始，再慢慢往腳尖目標邁進，邁進多少算多少，有時候有人又愁眉苦臉問：「我連腳都沒法伸直。」我會安慰他：「不伸直也沒關係，彎彎的也可以，慢慢來！」以「筋骨僵硬」這個問題來說，運動內涵的概念在於：讓關節靈活一點，所以要做伸展操，你儘量，做到哪算到哪，漸進量力的慢慢來。

　　如果是肌肉比較無力的，可以做一些肌力強化運動，讓肌肉用力收縮、暫停6秒，再放鬆、再繼續做。

新 3Q 主張：HQ、IQ、EQ

規律運動以後，我們整個的內分泌系統、神經系統，會比較穩定運作，運動不是只有改善肌肉骨骼，對人體的 3Q 也有連帶影響：HQ 是健康促進、IQ 是智商提升、EQ 是情緒紓壓。

我要強調的是說，透過規律運動的話，腦的神經迴路，會運作得更順暢、更廣泛，我們腦的神經連絡不是只有一條進來一條出去，透過運動，神經網絡會四通八達。所以有研究指出，比較常規律運動的人，神經兩端會有很多突觸，分很多分枝出去再接另外一個神經的分枝，分枝跟分枝越多，反應會更快，更緊密結合。

如果不常運動，這個樹突分枝就比較少，反應就比較慢，分析能力會有差別。就跟電腦是 486、586、686，還是 Pantone、Windows Xp、Windows7 或 Windows 8，運作速度越快，當然是功能會越好，所以規律運動，神經的功能會比較好，不論是該抑制或該激發，都會比較平穩。

第九章

話說電磁波

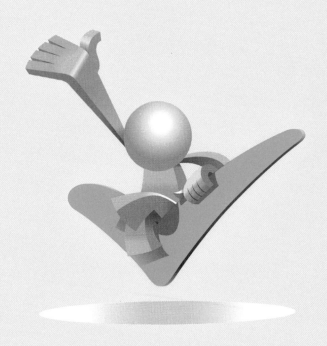

當一道火燄在這裡，這個地方非常燙、非常熱，只要離開個十公分，就不太熱了，這十公分的距離就差很多，輻射波也是一樣的道理。發射源在近距離，發射一來，我們受到影響比較大，差一段距離，就不一樣了。

生活中的電磁波

電磁波的強度跟距離有關係，能夠跟產生電磁波的物件，多遠幾公分的保持距離，總是好事。

有些人習慣把手機佩帶在腰間，我們說電磁波會對生殖部位的影響，是因為越敏感的細胞，受到傷害的機會越大。一般人可能沒關係，但孕婦和胎兒是很脆弱的，或者說我們的人體其他細胞都 OK，但生殖細胞，算是比較新生的細胞，那是比較 weak，比較容易受到傷害。所以有一些部位細胞較脆弱要保護好一點，在細胞本身有差外，距離有差也很重要。

電磁波輻射距離跟熱概念一樣

我要傳輸一個概念是：電磁波，沒有那麼可怕！主要原因是在我們隨時都處在一個有非常多的電磁波的環境裡，但不用那麼害怕，因為只要離發射源遠一點，或者是我身上不是那麼敏感、脆弱的細胞保持距離都還算安全。

手機不管擱在身上、包包，為什麼都能接收？手機隨時都在發射出一個放射源，跟它所屬的基地台連繫。換句話說，不管帶不帶手機在身上，手機收發訊號還是一樣滿天飛。除非關機，就沒有放射，跟沒有帶一樣。

以今天 3C 產品收訊的無所不在，輻射四面八方源源不絕一直來，重點不在接收點，重點是只要 3C 產品開機，電磁波的輻射影響就會在。電磁波不只接收，還會穿透，不論是發射台、中繼站，即便是住家中的電燈、電視、收音機、微波爐……也是一樣。

手機的訊號，電視的訊號，就是要比較強，家家戶戶才都可以接收到，如果身上又帶多支手機，那當然影響就

會大。現在多數家庭中，電腦可能就一人一台，網路分享器因為要發射給其他房間的人也可以接收，發射源會比較強。等於是家裡坪數越大，單是電腦分享器的電磁波也相對比較高。其實，如果基地台的中繼站越多，住戶就比較不用那麼擔心，因為收發輻射不需因覆蓋面積大，而那麼加強電磁波。

 ## 電磁波用得好是利器

不管是對日常生活的方便性上、或復健治療上都可以用，如果說濫用、過度使用，當然就會傷害細胞，傷害組織，傷害健康。

雷射光也是一種電磁波，它的熱效應不大，主要是利用它的生物效應，讓特殊的波長對細胞膜產生刺激反應，改變細胞膜的通透性，來促進細胞修復作用。而紅外線則較偏向熱效應，有溫熱的作用，能擴張血管、增進局部血液循環、舒緩軟組織，因此達到放鬆、止痛的效果。

會影響到健康的電磁波

　　光線也是一種電磁波，電磁波是一種電場、磁場的效應，太專業部分我們先不談，但是電磁波從無線電波、短波、微波、可見光，一直到紫外線、X射線、γ射線，這一系列統統叫做電磁波。

　　波長跟頻率剛好是相反的，波長越長，頻率就越低，波長越短，頻率越高、能量也越強，所以γ射線是能量最強的，另一端是無線電波，無線電波波長很長，它的能量就不大，能量比較小。電磁波到底是治療疾病還是導致疾病？很多都取決於它的數量及能量。

　　電磁波若可怕，是能量太強，會傷害細胞；如果能量比較低，對細胞影響基本上不太大，能量是一切物質的基礎，因為物質世界都是原子組成的。能量的傳遞有傳導、

對流、輻射三種，電磁波主要是靠輻射方式，有電流就有電磁波，有磁場也會有電磁波，電跟磁是互相影響的。光速是固定的，一秒可以傳達 30 萬公里。

簡單來講，頻率越高、波長就越短、能量就越大，對細胞的影響也就越大。我們可見光的光譜，最常聽到可見光大概是 380-780 奈米之間。如果波長更長，就偏紅外線那邊去了，從紅橙黃綠藍靛紫七色光來分，紅光的波長大概是 780 奈米，比 780 更長的就是「紅外線」；380 是可見的紫，比 380 更短、能量更高的叫「紫外線」。

紫外線再更過去，慢慢有些會進到 X 波，就像我們可以說紫外線的能量比紅外線的能量高，一直到 X 射線、γ 射線，能量就更高。一般的雷達波是用無線電波，那能量便不會很高。可見光能量也有，為什麼說夏天曬太陽，紫外線比較傷，因為紫外線能量比較高，對皮膚細胞會有一些影響。

電磁波的量，衛生署希望我們日常生活環境，要小於 833 毫高斯。就是你暴露的周邊環境，包括家裡也一樣。比方這支手機在這裡，要是距離很近，可能有 400 毫高斯，離開 10 公分，可能就很小了，可能只剩下 2 毫高斯，

所以電磁波跟距離有相關，這是一個很重要的觀念。都市化3C用品比較多，大家會覺得身邊電磁波會越來越多，但電磁波不會累積，只是在當下這個地方，也許偵測到300毫高斯，一離開就沒了。

現在的電視、手機、電腦、網路，相關3C科技的產品，大多數都以無線電波的形式來傳輸。地球本身就是一個大磁場，人類自古以來，也就一直生活在電磁波當中，任何物質只要高於絕對溫度，就會發射出電磁波，所謂絕對溫度就是指攝氏零下273度。例如說有個火爐，燒到後來會變紅、紅到後來會發紫。鐵片也是一樣，鐵片燒到後來變通紅，為什麼？因為溫度不一樣，所以放射出來的電磁波不一樣，電磁波只要在380-780奈米之間的波長，我們眼睛的視網膜可以偵測到、接收到這個頻率，因此就看得到。

紅外線熱像儀可偵測出手溫度散發出來的不同顏色，較冷的地方比較藍綠色、溫暖的地方是紅黃色，因為放射出的電磁波不一樣。每個人的手都有電磁波，要是越接近你，會感受到越強，遠一點，你就幾乎感受不到，這就證明電磁波跟距離有相關。

　　基本上是告訴大家，其實電磁波沒有那麼可怕，只是我們要小心。科技會利用無線電波傳輸更多的資訊，有更多的消費性電子產品也一樣，像吹風機、吸塵器、冰箱，家裡有很多電線，感覺上增加了很多很多電磁場，但這些電磁波都是比較低的能量，除非說距離非常近，才會對身體造成一些影響。安全距離之外，電磁波也很容易阻隔，比方說用一個金屬盒密封，就可以阻隔，大家可以拿自己的手機來試試看。所以想要屏障電磁波，只要加一小片金屬板或金屬網，就可以減弱低能量的電磁波了。

復健治療使用到的電磁波

　　其實在物理治療的過程當中，也是有很多使用到電磁波，有紅外線雷射、雷射光、遠紅外線、紫外線、光線、短波、微波都是。

　　原理是用深層熱，治療筋骨痠痛，因為那個電磁波照射進來後，會穿透人體到比較深的地方，發生作用然後產生熱。熱進去治療的作用是讓血液循環比較好，因為熱進去以後血管會擴張，血液循環比較好，另外組織代謝提升，修復的能力會變得比較好。

　　有時候我們的細胞組織、肌肉，受傷要修復常常都是要靠自身代謝，代謝好一點，修復的材料來得多，廢棄物運走得快，修復的速度會比較快一點。

　　一般常見的遠紅外線也算是熱源的一種，遠紅外線也

是電磁波，不用透過介質，可以直接輻射。一般復健治療比較常看到的，還有低週波、超音波也常被使用。低週波雖是電流的一種，但不算電磁波，它是要用介質，沒有介質那個週波也傳不出去。

物理治療也利用 27.12 百萬赫茲的短波來治療痠痛，這有醫學臨床上的證據。電磁波有一些確實可以利用來治病，如治療癌症也一樣用放射治療，用電磁波來殺死癌細胞；只是在於量的控制要很小心。

整體來說，電磁波對人體的有害與否，完全是在強度與劑量的控制，若是依照我們所需求的熱效應或生物效應來調整，便是安全與有效的。太過，傷害難免，甚至撲殺了正常細胞；若是不及，當然看不到治療的效果。

臨床上常被問到，一些標榜電磁波療法的產品功效如何？有些療效被誇張和過度渲染到難以置信。持平而論，我們要先弄清楚，這些產品的機轉是什麼？對人體的組織、細胞造成何種影響？才能評斷後續的結果。換句話說，如果不先搞清楚它的作用為何？就不能去談它的效用，對科學性的產品，就該要有客觀性的思考。

一般民眾會擔心電磁波危害健康，多數是在於日積月

累的長期傷害；通常和頻率相關的強度不用擔心，除非強
度直逼核能級的各種輻射線。某些特殊狀況，如前文所提
到的孕婦胚胎細胞、生殖細胞、骨髓幹細胞等新生敏感細
胞外，惡性腫瘤細胞、植入體內的金屬物，如心律調節
器、幫助骨折復原放置的鋼板或鋼絲、人工金屬關節……
也會受到短波頻率影響。所以在復健的臨床上，會把這些
列為「禁忌症」，不採用短波治療，而用其他非電磁波來
取代。

第十章

擺脫痠痛，更要健康促進

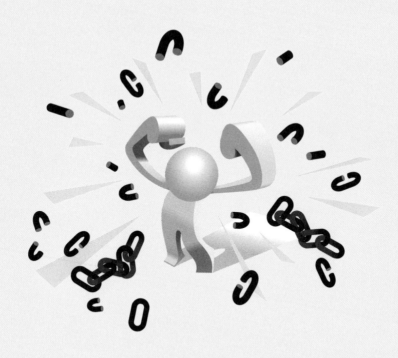

一般人對運動有個比較錯誤的觀念：要跑、要跳、要流汗、要喘、要⋯⋯那才叫做運動，其實我們談了這麼多，我要強調的是：

　　運動是隨時隨地都可以做的，只要掌握運動的原則，控制你的肢體動作，控制你的呼吸，都叫做運動！

舊傷一定要
確實「徹底」治好

　　舊傷一定要確實「徹底」治好，而不要舊傷未癒新傷報到，累積性的運動傷害，不少是微傷、小傷看似不起眼累積起來的。

　　會造成舊傷，通常是之前有過比較大的一次傷害，比較大的傷，需要長點時間癒合，我們不也常聽說：「傷筋動骨要百天休養。」

　　肩膀或者是腰，習慣性拉傷、扭傷常常都與肌力不足有關，比方說做個轉身的動作，肌肉力量不夠，就容易拉傷了；再者就是之前有傷過，有舊傷在，這個地方本來的延展性、調節性就比較差。

　　本體感覺跟協調性有相關，如果本體感覺比較差，當身體活動比較多時，這樣一個動作該用多少力？什麼時候

該用力？什麼時候該放鬆？這時協調性就會變差，就容易形成習慣性的拉傷、扭傷。

 ## 不痠不痛≠傷真的痊癒了

儘管大家認為年輕人受傷，會復原得比較快，但是要「完全好」有時候不太容易。美國的職業選手，傷好的認定，是一定要好到可以重回比賽，重新回到原本的高峰，所以他們會精細去偵測它、徹底治好它。

我們一般人，平常覺得 OK 不痛了，「應該就算」好了吧？但哪天一跑起來，或一做比較強的挑戰性運動，那個舊傷部位就受不了又復發了，那就表示舊傷還沒好。舊傷還沒好又做超負荷的運動量，很容易 over；新傷舊傷層層疊疊，會越來越麻煩難以擺脫。

年輕的時候，有些傷也許一個禮拜就好了，但是那個好，基本上只是「平常不痛沒有感覺」，並不等於完全好透徹。真的完全好了與否的認定，應該這個時候要再加一點肌力訓練下去，再加一點延展性下去，等於加點挑戰下

去，都覺得 OK 了，那才叫完全好；這時需要的也許不是短短一個禮拜，而是要長達一個月的時間。

如果說年紀大一點，因自癒能力會變得比較差，可能要一兩個月才覺得好。但是這一兩個月的好了、不痠痛了，就等同是年輕人一個禮拜的好了。事實上並不是真正的完全好了，只能說慢慢上了年紀的人，平常走路沒問題，但如果一跑步，負荷不了，可能舊傷就復發了，為什麼？因為跑步是體能比較大的挑戰負荷。

怎麼知道自己舊傷是不是完全好了？這個時候可以稍微加大一點負荷，比方說本來走路很好，現在稍微走快一點看看怎麼樣？倘若走快也都沒問題，那就更放心。如果還想要挑戰一下自己做確認，再做個小跑步看看；先走完、等於熱身夠了，再跑步看看，如果跑步也都 OK 了，那應該就算是完全好了。

所以當慢慢上了年紀，不要勉強一直要去挑戰極限，我們一般比較少這樣挑戰，也不鼓勵。但是有時候偶爾有狀況，比方說要趕搭班車、突然間有個緊急的狀況可能要拔腿就跑，那會發現本來已經都沒事的舊傷，一拔腿跑又拉傷了，這可能就是舊傷又復發了。

肌纖維順向復原的重塑

　　組織在受傷後癒合的過程中，纖維會重新長回來，因為亂長會發生沾黏，復健的一個重點是要把它順向，我們有一個名詞「重塑作用」；比方說纖維本來是這個方向，但是如果這個地方有受過傷，纖維會聚集生長，會把受傷的地方包起來，所以有很多纖維會橫七豎八到處長，目的要把傷處保護起來，像大家看過的「蟹足腫」傷疤的樣子。

　　復健慢慢去伸展，把方向錯誤的一些纖維重新打斷，在伸展拉筋時，會覺得有一點點痛是正常的，正是透過伸展、把方向錯誤的一些纖維阻斷，慢慢讓它在復原過程既可順著該有的方向長，也要讓纖維強韌一點；復健動作，會讓血液循環好一點，我們也鼓勵病人做點按摩，不要讓傷口處糾結、沾黏；這整個過程便叫做「重塑作用」。

電腦越打手越冷
哪出問題了

　　很多人在打電腦，尤其冬天的時候，明明手指頭是在動來動去，可是越打手越冰、越打手越冷，問題出在血液循環上。

　　打電腦，背影看似忙碌動個不停，但只有手指頭在動，手指這個地方需要更多的血流，更多的代謝循環，但血管供應不及，血流供應不夠，就會發生打電腦越久，手越冰冷的現象。

　　這牽涉到一個觀念，有很多人手腳冰冷，就去泡熱水，對一般健康的人，這是 OK 可以的，但是對某些周邊血管病變的人，就不好！因為溫度提升，代謝率會跟著提升，需要更多的氧氣、養分、血液流過來，但如果這邊血管本來有問題，供應不及，後勤補給的路線出狀況，這

個遠端地方消耗很多，補給不過來就不行。

很多女生，冬天會冷到手指頭都是僵著，所以就看到有些女生打電腦是戴露出手指的手套。其實她們更需要的是身上保溫要顧好，或者上半身得做些運動，有時候打一段時間後，做一些比較近端的手腕、手肘，甚至肩頸運動，這樣補給線的血液循環好了，血管擴張慢慢延伸到手指上來，手就不會像冰棒似的又冰又僵了。

同樣的道理，坊間鼓勵老人家冬天用熱水泡腳，如果補給線無法及時供應的話，也會有危險的。有糖尿病的人就要小心，因為有周邊血管病變，血管已經硬化或阻塞了，如果一定要泡腳，要泡高一點，再不然就從腹部、鼠蹊部、大腿這些地方都做好保溫，腳自然就溫暖起來了。

基本上去泡熱水之後，覺得泡一泡，全身都暖和起來了，那就沒什麼問題；如果泡的時候，發現奇怪，泡了半天怎麼還覺得冷？那就表示有問題，血管供應過來的速度和量還是不足夠的。泡溫泉的時候，也該如此注意到自己身體的這些反應。

過健康的生活，就叫養生

　　養生不是等老了才要養生，年輕就要養生！

　　從小就要養成健康生活的習慣，人是習慣的動物，習慣養成以後，就很自然地過一生。

　　因為養生若是要刻意安排執行，難心甘情願的持久奉行，所以說「好習慣一生受惠，壞習慣一生受罪」。過健康的生活，就是促進健康概念：從飲食、運動、心情、作息、睡眠……點點滴滴，讓習慣成自然。

　　日常生活當中，有些看來不起眼的小習慣，對將來的健康也有日積月累的影響，像菸酒、檳榔、喝碳酸飲料，不喝開水，吃要重口味，或者熬夜……都不是好的習慣。我個人的飲食是多蔬果，吃輕清，兩大原則。

　　吃輕清，是吃得少一點，吃得淡一點，這是大原則概

念，大原則掌握住後，就可以很隨興，偶爾吃重口味，吃得豐盛些，我也不反對；若是端上桌的東西，樣樣挑三揀四，杯弓蛇影，日子會過得很憂鬱、焦慮。

我演講時常會說：「養生，要從養心和養身雙管齊下，互為影響，身心靈合一。」養心的口訣是：認命、知性、隨緣；也就是認天命、知己性、隨他緣。養身的口訣則是：大步走、多蔬果、少發火。

不規律運動是因為「懶」？

其實現在很多人所謂的沒有辦法規律運動，主要是因為沒有養成習慣！第一多半是忙，抽不出時間「專門」拿來運動；第二，是不了解運動的真義。

慢慢養成運動習慣後，自然會把優先順序排出來，當習慣運動之後，會把運動自然而然提升為生活中，不可或缺的一個步調，只要一段時間沒運動，身體都會用各種「肢體語言」提醒你，這裡卡卡的、那裡不靈活嘍！

當慢慢了解運動、並身受其利之後，就比較能夠掌

控，我這階段可以做什麼運動、哪些類別是我能量力負荷
的，這樣一來，控制得越好，運動越安全，效果也會越
好。當然順理成章能夠從掌控中培養出興趣，就比較容易
喜歡上運動，時間一長便自然養成習慣，規律運動了。

　　還有一個不愛運動的因素，是對運動的經驗不太好：
大家都鼓吹運動很好，哪天心血來潮去運動一下，回來發
現這裡痠那裡痛，「運動致痠痛」的感覺，真的並不好受。
或是不小心造成運動傷害，拉傷、扭傷、跌倒……下次一
聽到去運動，就先緊張害怕了。

　　這些都會導致規律運動人口比較少，但我剛講，掌握
自己對運動的「可控制性」原則，隨時隨地都可以做運動，
看電視時間可以做運動、聽音樂也可以邊做做運動，因為
利用這個時間 relax 放鬆一下，如果對運動是了解的，邊
看電視也可以邊做伸展運動，就地踏踏步、金雞獨立、蹲
馬步也是個不錯的運動。

看電視的「一兼二顧」

　　邊看電視，既可以蹲馬步練下盤、當然可以練金雞獨立、單腳站的平衡感；邊看電視可不可以邊原地踏步，可以啊，更別說可以拉拉筋做伸展操、呼吸吐納，只要有心掌握運動原則，隨時運動都可以愛相隨、形影不離。並不需要非得撥時間抽出空，到哪個特定場所，才能養成規律的運動習慣。

　　也許你會問：「邊看電視邊做運動，距離睡眠的時間算很近了，會不會影響到睡眠？」睡前不要運動，那是指激烈運動，飯後散步好不好？很好啊！散步算不算運動？算嘛！睡前做一點伸展操，稍微一下拉筋放放鬆，反而是幫助入睡的。

　　睡前做一點和緩的放鬆運動，不是睡前要你先去跑完馬拉松，再回來躺下去睡覺。很多人都把運動想到激烈運動，然後理直氣壯的自我安慰：「飯後不宜做運動。」飯後就攤在沙發上，那是非常錯誤的。飯後若都不動，脂肪

　　的累積更可怕，所以飯後散步很好，如果不方便去散步，飯後看電視，就邊原地踏步一下，或站起身稍微伸展動一動，順便做一點肌力訓練，上肢、下肢、左右弓箭步都可以，既伸展拉筋到，也兼顧了肌力訓練。

　　年華會老會消逝，而我要分享給大家的是：人生的光彩，在內容不在歲數；養生的目的，是在生活的歷程中，天天神采奕奕，愉悅而充實，而不是躺在養護中心，長命百歲。

國家圖書館出版品預行編目(CIP)資料

簡文仁出招‧3C痠痛症候群投降 / 簡文仁作.-- 初版. --
臺北市:大塊文化,2013.01
  面; 公分.-- (care ; 24)
  ISBN 978-986-213-413-9(平裝)

 1.運動健康 2.體操

411.71   101026147

CARE
Good Care,
Good Living

CARE

Good Care ,
Good Living

CARE
Good Care ,
Good Living

CARE
Good Care ,
Good Living